中医望诊彩色图谱

（赠光盘）

本书编委会　编

U0198652

辽宁科学技术出版社

·沈阳·

本书编委会

望眼诊病部分主编：郑德良

望耳诊病部分主编：周幸来　周幸秋

望舌诊病部分主编：戴豪良

望手诊病部分主编：赵理明

其他参编者：林　玉　刘立克　刘美思　刘　实　张　宏
　　　　　　孙　冰　白　婧　周　举　周　绩　姜史芳
　　　　　　郑德巨　周仁忠　王赤成　周友成　陈宝馨
　　　　　　毛光衍　陈明建　周仙芬

图书在版编目（CIP）数据

中医望诊彩色图谱（赠光盘）/本书编委会编. —沈阳：
辽宁科学技术出版社，2008.9（2024.1重印）
ISBN 978-7-5381-5400-9

Ⅰ.中…　Ⅱ.本…　Ⅲ.望诊（中医）－图谱
Ⅳ.R241.2-64

中国版本图书馆 CIP 数据核字（2008）第 041762 号

出版发行：辽宁科学技术出版社
　　　　　（地址：沈阳市和平区十一纬路 29 号　邮编：110003）
印　刷　者：辽宁鼎籍数码科技有限公司
经　销　者：各地新华书店
幅面尺寸：210mm×285mm
印　　张：8.25
字　　数：200千字
印　　数：31001-33000
出版时间：2008年9月第1版
印刷时间：2024年1月第18次印刷
责任编辑：寿亚荷
封面设计：达达
版式设计：王珏菲　张博文
责任校对：王春茹

书　　号：ISBN 978-7-5381-5400-9
定　　价：80.00元（赠光盘）

联系电话：024-23284370
邮购热线：024-23284502
E-mail:dlgzs@mail.lnpgc.com.cn

前　言

　　望、闻、问、切是中医四个基本诊法，望诊是医生运用视觉，观察病人全身和局部的情况；闻诊是听病人的声音和嗅病人的气味的变化；问诊是询问病人或家属关于疾病发生、发展的经过，目前症状及其他与疾病有关的情况；切诊是切按病人的脉搏和触按病人的皮肤、脘腹、手足等变化，以诊察了解疾病。中医学认为，人体是一个有机的整体。机体内部脏腑、气血、经络的生理活动和病理变化，必然有某种征象表现于外。全身的病变可反映于某一局部，局部的病变也会引起全身的反应。中医望诊就是根据人体内外相应的原理，通过观察机体外在的变化，推断内在脏腑组织的生理活动和病理变化。人体面部器官往往是望诊者首先观察的地方，眼、耳、鼻、舌、手等部位也是比较方便进行望诊的器官。目前，人们对望诊类图书有浓厚的兴趣，学会望诊不但能了解自己的健康状况，也能从中获得许多快乐。因此，我们编写了《中医望诊彩色图谱》。

　　本书分五部分内容，第一部分为中医望诊基础，介绍了中医阴阳五行学说、中医脉诊方法、中医经络腧穴等。第二部分为望眼诊病，介绍了望眼诊病基础、眼像健康预测、望眼诊断常见疾病等。第三部分为望耳诊病，介绍了望耳诊病基础、望耳廓形色诊病、望耳诊断常见病等。第四部分为望舌诊病，介绍了望舌诊病基础、望舌预测健康、望舌诊断常见病等。第五部分为望手诊病，介绍了望手诊病基础、掌纹指甲健康预测、望手诊断常见病等。对各种常见病在眼部、耳部、舌部、手部的表现进行了详细的分析和描述。附有大量清晰的照片，配有VCD光盘，光盘中动态介绍了望眼、望耳、望舌、望手诊病方法以及大量的图片，可使读者更好地掌握中医望诊方法。

　　中医望诊是非常科学和深奥的，学好望诊医学对自己、对他人都有很大的益处。愿所有的人都能尽快掌握这方面的技巧，呵护身体，善待生命，健康长寿。

编写者

2008 年 1 月

目　录

中医望诊　彩色图谱

第四部分　望 舌 诊 病

第五部分　望手诊病

中医望诊 彩色图谱

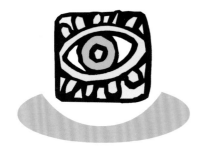

第一部分
中医望诊基础

一、望诊意义与方法

望诊，是医生运用视觉对病人神、色、形、态、舌像以及分泌物、排泄物色质的异常情况，进行有目的的观察，以测知内脏病变，了解疾病情况的一种诊断方法。

1.望神　就是观察病人精神的好坏，意识是否清楚，动作是否矫健协调，反应是否灵敏等方面的情况，以判断脏腑阴阳气血的盛衰，病情的轻重以及预后的好坏。望神分为下列三种情况：

（1）得神：又叫"有神"，表示正气未伤，脏腑功能未衰，预后良好。患者的表现是：两眼灵活，神志清楚，反应灵敏。

（2）失神：又叫"无神"，表示正气已伤，病情严重，预后一般不好。患者的主要表现是：目光晦暗，瞳孔呆滞，精神萎靡，反应迟钝，甚至神识昏迷或卒倒而目闭口开、手撒、尿遗等。

（3）假神：又叫"回光返照"，常见于久病、重病、精气极度衰弱的患者。如原来不欲言语，语声低弱，时断时续，突然转为语言不休，语声清朗；原来精神极度衰颓，意识不清，突然精神转好，意识清楚；原来面色晦暗，忽然容光焕发。这些突然一反原来病态的表现，都属于神态反映的虚假现象，是阴阳欲将离决的象征。凡见此现象，病人生命往往处于危险境地，千万不要为假象所迷惑。

2.望面色　是指望面部的颜色与光泽。颜色分青、黄、赤、白、黑五色；光泽指颜色的润泽、鲜活或晦暗枯槁。面部的色泽是脏腑气血盛衰的外部反映，所以，望面色能推断病情的变化。

（1）白色：主虚寒、失血。凡阳气虚衰，气血运行无力，或耗气失血，气血不足，颜面俱现白色。如阴盛或阳虚，面色多苍白；气虚，面色多㿠白或并见浮肿；面色淡白，面容消瘦的，多属血虚。此外，在外感热病过程中，突然出现面色苍白，出冷汗，多为阳气暴脱的虚脱证。

（2）黄色：主虚证、湿证。若面色淡黄，枯槁无泽，多为萎黄，属于脾胃气虚，营血不能上荣的表现；若面色黄而虚浮，多为黄胖，属于脾失健运，湿邪内阻所致。如面、目、皮肤俱黄，多为黄疸。其色黄而鲜明如橘子色的，为阳黄，多属湿热；黄而晦暗如烟熏的，为阴黄，多属寒湿或久瘀不化的表现。

（3）赤色：主热证。若满面通红，多见于外感发热或脏腑阳盛的实热证。若仅颧部潮红，色泽鲜艳的，多为阴虚阳亢的虚热证。如久病重病面色苍白，但却时而泛红，其色浮于皮肤之上的，多为戴阳证，这是阴极于下，阳失所依，浮而上越的危重证候。

（4）青色：主寒证、痛证、瘀血及惊风。寒则气血凝滞，不通则痛，气闭血瘀，经脉必然受阻。

如风寒骨节疼痛，里寒腹痛，胸阳不宣的胸痛等，均可见到面色苍白而青。如小儿高烧，面部青紫，以鼻柱与两眉间及口唇四周较易察见，常为惊风的先兆。

（5）黑色：主肾虚、水饮、瘀血。若面部、全身黧黑，色如古铜，多为肾阳衰微，阴寒凝滞的虚寒证；若眼眶周围晦黑色，可见于肾虚水泛的痰饮病，或肾精下泄的白带病；两颧晦黑色，可见于某些肾虚尿频等病。

3.望五官

（1）望眼：眼睛的病变不仅关系于肝，也反映其他脏腑病变，这是因为五脏六腑的精气皆上注于眼的缘故。望眼，除观察眼神外，还应注意外形、颜色及动态等方面的变化。

目赤红肿：多属风热或肝火。白睛发黄，多为黄疸。眼睑淡白，属于气血不足；目眦溃烂，多属湿热。目胞浮肿，状如卧蚕，多为水肿。眼窝下陷，多为津液亏耗。瞳孔变形，多为肾脏病变。内眦血丝满布，多为心脏疾患（图1-1-1）。

（2）望鼻：主要是观察鼻内分泌物和鼻的外形。鼻流清涕，属外感风寒；流浊涕，多为外感风热。久流浊涕而有腥臭味的，多是"鼻渊"。鼻翼扇动，多见于肺热，或肺肾精气衰竭而出现的喘息。鼻柱溃烂塌陷，常见于麻风病或梅毒。鼻梁弯曲，多为长期头痛信号（图1-1-2）。

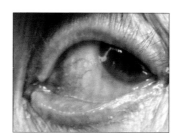
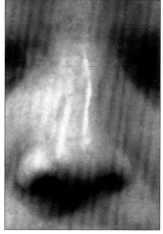

图1-1-1　　　　　　　　图1-1-2

（3）望耳：主要是观察耳的颜色和耳内情况。若耳轮干枯焦黑，多是肾精亏耗，精不上荣所致（图1-1-3）。耳背有红络，耳根发凉，多是麻疹先兆。耳内流脓水，多为中耳炎。耳部相应的身体反射区有异样，均可说明相应的脏腑有病变。

（4）望牙龈：牙龈淡白，多是血虚不荣。牙龈红肿，多属胃火上炎。牙龈出血，多为胃火伤络。牙龈微肿，多为气虚或为虚火。

（5）望口唇：主要是观察口唇的颜色、润燥和形态的变化。唇色淡白，多属血虚。唇色青紫，为寒凝血瘀（图1-1-4）。唇色深红而干，多属热盛。

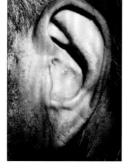
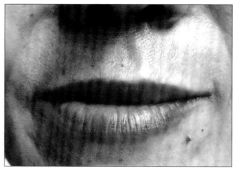

图1-1-3　　　　　　　　图1-1-4

唇色鲜红，多见于阴虚火旺。唇色青黑，常为内有冷积。口唇糜烂，属脾胃有热。口开不闭为虚，牙关紧闭为实。

（6）望咽喉：主要是观察咽喉颜色及形态的异常。咽喉红肿而痛，多属肺胃积热。红肿溃烂，有黄白腐点的，为肺胃热毒壅盛。若色鲜红娇嫩，疼痛不堪，多为阴虚火旺。如色淡红而不肿，久痛不愈，多为虚火上浮。如有灰白色假膜，刮之不去，重剥出血，且随即复生的，是白喉。

4.望舌　分为望舌质和望舌苔

（1）望舌质：包括望舌色和望舌形，根据舌的颜色和舌形的变化，判断脏腑精气盛衰存亡以及疾病预后情况。

（2）望舌苔：包括望苔质和望苔色，根据苔质的厚薄、润燥、腻腐程度以及苔色的变化，判断疾病的虚实、轻重等。

5.望斑疹

（1）望斑：皮下出现红色斑块，压之不退色，大而成片者为斑。斑平铺于皮下，摸之不碍手，一般多属热入营血，络脉受损，迫血妄行的征象。但也有斑色淡红，出没无常，伴有形寒气弱的，多属虚寒，乃气不摄血所致。

临床上以色红润泽，斑出而神志清醒为顺；若斑色晦暗，神志昏迷为病重。

（2）望疹：疹也是皮下出现的红色斑点，但小如粟粒，高出皮肤表面，摸之碍手，色红而压之退色，一般多属于风热郁于血络所致，如麻疹、风疹等。

临床上以疹色红活润泽为顺；若疹色晦暗，或突然隐没、神昏息息则属疹毒内陷。

二、中医阴阳五行学说

（一）阴阳学说

阴阳学说认为宇宙间一切事物和现象，都包含着阴和阳两个方面，正是这种阴、阳双方的变化，才促进了事物的发展。人们在长期的实践中总结出的自然界阴阳变化规律，具有对立统一规律的思想因素，它不仅认为自然界的事物和现象，都存在有阴和阳两种属性，而且这两种属性是对立的，但又是相互联系、不断变化的，这就是阴阳对立、阴阳互根、阴阳消长、阴阳转化。

1.阴阳对立 是指自然界的一切事物或现象，其内部都同时存在着相反的两种属性，即存在对立着的阴、阳两个方面。例如，天为阳，地为阴；外为阳，内为阴；动为阳，静为阴；速为阳，迟为阴；升为阳，降为阴；热为阳，寒为阴等，都表明了阴、阳代表着事物或现象中对立不可分割的两个方面，并且普遍存在于一切事物或现象之中（表1-2-1）。

表1-2-1　阴阳属性归类表

属性	时空	气候	温度	存在状态		
阴	夜	阴	冷	静	降	抑制
阳	昼	晴	热	动	升	兴奋

阴阳对立在医药学中的运用：

（1）概括正常人体：按人体部位分，上半身属阳，下半身属阴；背为阳，腹为阴；体表属阳，体内属阴；四肢外侧属阳，四肢内侧属阴。按脏腑功能特点分，五脏（心、肝、脾、肺、肾）属阴，六腑（胃、胆、心包、大肠、小肠、子宫）属阳。而且每个脏中又分阴阳，如心有心阴、心阳，肾有肾阴、肾阳等。在经络之中，也分为阴经和阳经两大类。

（2）概括药物性能：中药的性能，是指药物具有四气、五味、升降浮沉的特性。四气（又称四性），有寒、热、温、凉。五味有酸、苦、甘、辛、咸。四气属阳，五味属阴。四气之中，温、热属阳，寒、凉属阴。五味之中，辛味能散、能行，甘味能益气，故辛甘属阳，如桂枝、甘草等；酸味能收敛，苦味能泻下，故酸苦属阴。只有掌握了药物的特性，才能正确地运用药物来调节机体的阴阳偏盛偏衰。如阴寒邪气侵袭体表，就必须选用阳热性质的药物以祛寒，辛味的药物以发散，以达到治愈疾病的目的。

2．阴阳互根 是指事物或现象中对立着的两个方面，具有相互依存、相互为用的联系。没有阴，阳就不能存在；没有阳，阴也不存在。这深刻说明对立着阴阳两个方面的不可分离性。

阴阳互根在医学中的运用：

（1）说明生理联系：物质属阴，功能属阳，物质是功能的基础，功能则是物质的反映，脏腑功能活动的健全，就会不断促进营养物质的化生，而营养物质的充足，才能保证脏腑功能活动的健全。只有物质（阴）和功能（阳）的协调平衡，才能保证人体的正常生理活动。

（2）指导确立某些治法：临床上应根据阴阳互根的理论，以益其所损，促其滋生，恢复正常互根的生理平衡为目的。以气血关系来说，气属阳，血属阴，血虚病人，不仅要补血（阴），而且要补气（阳），以补气（阳）促进生血，含有阳生阴长之义。又如有些阳痿病人的治疗，单纯补阳，效果不一定好，可从助阳之中再填补其阴，以达到阴生阳长恢复生理功能的目的。

3．阴阳消长 是指事物和现象中对立着的两个方面，是运动变化的，其运动是以彼此消长的形式进行的。例如，四季气候，由春至夏，寒气渐减，温热日增，就称为"阴消阳长"；由秋至冬，热气渐消，寒气日增，就称为"阳消阴长"。这种正常的阴阳消长，反映为四季气候变化的一般规律。如果四季气候出现了反常变化，也就往往是阴阳消长的异常反映。

阴阳消长在医学中的运用：

（1）解释人体生理活动：人体的生命活动，是一个不断运动变化的生理过程。例如，人体各种机能活动（阳）的产生，必然要消耗一定的营养物质（阴），这就是"阴消阳长"的过程；反之，各种营养物质（阴）的化生，又必须消耗一定的能量（阳），这就是"阳消阴长"的过程。正由于这种物质与功能的阴阳消长过程，维持着人体的生命活动。

（2）概括病理变化的基本规律：阴阳对立面在一定范围内的消长，体现了人体动态平衡的生理活动过程，因而，当人体生理动态平衡失调而发生的病理变化，往往包含着阴阳消长失常的变化规律，临床上最常见的阴阳偏盛偏衰，就是阴阳异常消长病变规律的概括。对于阴阳偏盛的病变，或用寒凉药物以拮抗过盛之阳热，或用温热药物拮抗过盛的阴寒，这就是"热者寒之"的治疗原则。

4．阴阳转化 是指事物和现象的阴阳属性，在一定条件下，可以向其对立面转化，即由阴转阳、由阳转阴，因而，事物和现象的性质也就发生了根本的变化。阴阳转化是一个质变。

阴阳转化在医药学中的运用：在祖国医学中，人体疾病包括病变的部位、性质和邪正盛衰等几个方面。从性质上分有寒证、热证；从部位上分有表证、里证；从邪正关系上分有虚证、实证。而在一定条件下，寒证与热证，虚证与实证是可以相互转化的，这些转化都可以用阴阳转化来加以概括说明。明确这些转化，不仅有助于认识病症演变规律，而且对于确定相应的治疗，有着极为重要的指导意义。

（二）五行学说

五行学说是我国古代的一种哲学思想，它作为朴素的方法论，主要是以木、火、土、金、水五者来概括和说明自然界事物的特性及其相互关系的。

1．五行的特性及其归类方法 对于木、火、土、金、水这五种物质的认识，是由我国古代劳动人民对自然界长期观察体验总结出来的。它认为"木"具有生发、条达的特性；"火"具有炎热、向上的特性；"土"具有长养、化育的特性；"金"具有清静、收杀的特性；"水"具有寒冷、向下的特性。五行学说就是根据木、火、土、金、水的五种特性，采用取象比类的方法，把需要说明的事物或现象朴素地分成五类，将具有相似属性的每类事物或现象，分别归属于五行之中。古代医家也把人体脏腑组织、生理、病理现象以及与人类生活密切相关的自然界事物或现象联系在一起，见表1-2-2。

表1-2-2　五行与人体属性归类表

五行	脏	腑	五官	形体	情志
木	肝	胆	目	筋	怒
火	心	小肠	舌	脉	喜
土	脾	胃	口	肉	思
金	肺	大肠	鼻	皮毛	悲
水	肾	膀胱	耳	骨	恐

　　2.五行归类的意义　从表1-2-2中横列的方面看，它概括了人体及其与自然界同类事物或现象在属性上的某些内在联系，明确这种联系，就使我们能概要地掌握脏腑有关的生理联系，解释脏腑出现的某些病理现象，以指导诊断和治疗的临床实践。例如，脾与"土"，五官的口，情志的思，以及季节的长夏，气候的湿等这一类，不仅存在有某些内在的生理联系，而且在病理变化时得到反映和验证，其中如口甜反映为脾湿的病变等，可以运用五行归类的方法进行解释。

　　3.五行生克规律　在五行之间，有着相生、相克的联系规律，因此生、克就是五行学说用以概括和说明事物的联系和发展变化的基本观点。

　　相生，含有相互滋生、促进、助长的意思。相克，含有相互制约、克服、抑制的意思。

　　五行相生的关系是：木生火，火生土，土生金，金生水，水生木。

　　五行相克的关系是：木克土，土克水，水克火，火克金，金克木。

　　在相生的关系中，任何一"行"，都具有"生我"、"我生"两个方面的关系，生我者为母，我生者为子，所以又称为"母子关系"。在相克的关系中，任何一"行"，都具有"克我"、"我克"两个方面的关系，我克者为我所胜，克我者为我所不胜，所以又称为"所胜"与"所不胜"的关系（图1-2-1）。

　　相生与相克，是事物联系不可分割的两个方面，没有生，就没有事物的发生和成长；没有克，就不能维持事物在发展变化中的平衡与协调。因此，没有相生，便没有相克；没有相克，也就无所谓相生。这种生中有克、克中有生，相反相成，相互为用的关系，推动和维持着事物正常的生长、发展、变化过程。

　　4.生克规律在医学上的运用

　　（1）说明五脏之间的某些联系：祖国医学

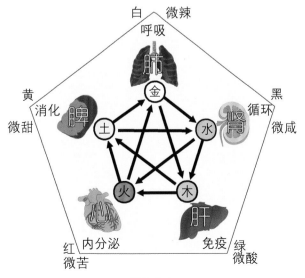

图1-2-1

认为，五脏是人体生理活动中心，五脏之间相互联系、平衡协调，以共同完成人体生理活动的过程。从五行学说这个朴素的方法论认识，这种联系就是将五脏与五行相配合，从而类比出五脏之间也存在相生相克的联系，由此说明每一脏与其他四脏的关系。例如肝脏，"生我"者为肾，"我生"者为心；"克我"者为肺，"我克"者为脾（余可类推），从而概括出了五脏的整体联系。

（2）概括五脏病变传变的某些规律：由于五脏在生理上的联系和协调，因而，在疾病状态下，五脏病变也会相互影响，这种影响关系，称之为"传变"。如肝病传心，称为母病及子。肝病传肾，称为子病犯母。如肝病传脾，称为"木乘土"。所谓"相侮"，又称"反侮"，是反克为害，如肝病传肺，称为"木侮金"。

（3）指导诊断和确定治疗用药：五行就是综合望、闻、问、切四诊所得的材料，根据五行生克规律来诊断疾病的。如胃痛病人属于土病，若兼有泛酸，就属于肝木犯胃（土）的病症。用于治疗方面，如肝病可以传脾，可以先补脾（土），以防传变。又如"滋水涵木"、"培土生金"、"扶土抑木"、"壮水制火"等治法，不仅行之有效，而且广泛使用，这种病在本脏，治在他脏的方法，充分体现了祖国医学所独有的整体治疗特点。

三、中医脉诊简介

切诊，是医生用手在病人体表的一定部位进行触、摸、按、压等操作，以了解疾病内在变化和体表反应的一种诊断方法。如诊察脉象的变化、胸腹的硬软、皮肤的肿胀和手足的温凉等。

切诊时脉诊部位，现在用的是诊寸口（即腕部桡动脉搏动处）。寸口又分寸、关、尺三部，正对腕后高骨（桡骨茎突）为关部，关部前边为寸部，关部后边为尺部。左手寸、关、尺部分别观察心、肝、肾的病变；右手寸、关、尺部分别观察肺、脾胃、肾的病变（图1-3-1）。这种分部以观察脏腑的方法，临床上有一定的参考意义，但需结合病情灵活掌握，不能生搬硬套。

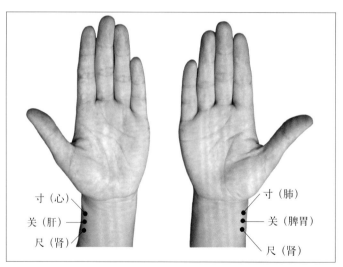

图1-3-1

（一）诊脉方法

诊脉时，应先让患者稍事休息，使气血平静。诊时使病人手掌向上平放，手与心脏要在同一水平上，以使气血通畅。医生从外侧先用中指定关部，再用食指按寸部，无名指按尺部，如果病人身高臂长，三指的距离可以稍远；身矮臂短，则三指可以稍微靠拢。

按脉时，需分别用三种不同的指力，即轻按（浮取）、不轻不重的按（中取）、重按（沉取），以体察脉象。一般先三指同时用同样的指力按三个脉位，然后根据病情再分候寸、关、尺三部。如候寸部时微微提起中指和无名指，候关部时微微提起食指和无名指，候尺部时微微提起食指和中指。

诊脉主要辨别脉搏的浅深部位（浮沉），次数快慢（迟数），气势强弱（有力，无力），形态特点（如粗细，软硬）和节律的变化，以辨别疾病的表里寒热虚实。

正常脉象是：不浮不沉，中取可得，不快不慢（一息四至，即医生呼吸1次，脉跳4次，约每分钟60～80次），不大不小，不硬不软，从容和缓，均匀有力。

但因年龄差异、体质胖瘦、生理特点以及气候冷暖变化等不同，脉象也可有差异。如小儿脉多数，胖人脉消沉，夏季脉稍洪，运动员脉多迟缓等，这都不属于病脉。当人在运动、饮食以及精神受到刺激时，也常能影响脉象的变化，但都是暂时性波动，稍事休息，脉象也就恢复正常。

此外，有的人脉不见于寸口部位，而从尺部斜向虎口的，名"斜飞脉"。也有脉见于腕部背侧的，名"反关脉"。这都是桡动脉的位置异常，也不属病脉范畴。

（二）常见病脉

（1）浮脉：脉象浮在皮肤，轻按即得，重按稍弱。

主病：多见于外感病初期，浮而有力为表实，无力为表虚。内伤久病见之，多为阳气外浮之象，是病情严重的表现。凡是风寒、风热感冒，咳嗽、哮喘等均可见浮脉。

（2）沉脉：脉象与浮象相反，重按始得，轻取不明显。

主病：里证。有力为里实，如邪热与燥屎裹结的阳明腑实证；无力为里虚，如脾气虚、肾气虚等，都可见此脉象。

（3）迟脉：脉象脉来迟慢，一息不足四至（每分钟脉搏在60次以下）。

主病：寒证。有力为寒实证，如寒食积滞的冷积。无力为虚寒证，常见于阳虚里寒证。

（4）数脉：脉象与迟脉相反，一息脉来五至以上（每分钟脉搏在90次以上）。

主病：热证。有力为实热，如外感病，风热之邪在表，脉多浮数；风寒之邪化热入里的里热证，可见洪数脉等。无力为虚热，如阴虚内热的细数脉，阳虚外浮的数大无力等。

（5）虚脉：脉象三部脉轻按重按都有无力。

主病：虚证。多为气血两虚，临床可见于各种慢性衰弱性疾病。

（6）实脉：脉象与虚脉相反，三部脉轻按重按都有力。

主病：实证。临床上多见于高热伴有大便秘结，停食以及气血瘀结的病人。

（7）洪脉：脉象应指浮大有力，如波涛汹涌，来盛去衰。

主病：热盛。多见于高热病人，且常与数脉并见。

（8）细脉：脉象与洪脉相反，脉细如线，但应指起落明显。

主病：诸虚劳损，阴阳不足。常见于久病体弱，阴虚，血虚等证。

（9）弦脉：脉象端直以长，直起直落，如按琴弦状。

主病：肝胆病、痛证、痰饮等。凡是肝胆疾患，各种疼痛，痰饮、胃脘痛等均可见弦脉。

（10）紧脉：脉象脉来绷急，应指紧张有力，状如牵绳转索。

主病：寒、痛、宿食。如寒邪在表的寒实证，脉来浮紧，以及各种疼痛等证。

（11）濡脉（又称软脉）：脉象浮细而软。

主病：多主湿病，如湿邪在表的表湿证。凡是湿热感冒、头痛等均可见濡脉。

（12）滑脉：脉象往来流利，应指圆滑如流珠。

主病：痰、食、实热。常见于高烧，痰饮壅盛，饮食停积，咳喘等证。妇人无病而见滑脉，应考虑是受胎以后，气血充盛以养胎儿的生理现象。

（13）涩脉：脉象与滑脉相反，往来艰涩，如轻刀刮竹。

主病：精伤、血少、气滞、血瘀。精伤少血多涩而无力，可见于失血、久泻以及遗精的病人，多为虚证。气滞、血瘀的多涩而有力，如中风偏瘫、癥瘕等证。

（14）结脉：脉象迟缓而有不规则的间歇。

主病：主阴盛气结，寒痰、瘀血，以及积聚等病证。

（15）代脉：脉象脉来缓慢而有规则歇止。

主病：主脏气衰微，亦主风证、痛证、七情惊恐、跌扑损伤。

（16）促脉：脉象脉来急数而有不规则的间歇。

主病：主阳热亢盛，气滞血瘀或痰食停积等病证。凡气、血、痰、食、肿、痛等诸实热证，均可见此脉，但促而有力。

四、中医经络腧穴

（一）经络

人体的经脉有12条，凡是循行分布于上肢的称"手经"；循行分布于下肢的称"足经"（图1-4-1）；分布于四肢内侧的称"阴经"；分布于四肢外侧的称"阳经"。阴经中分布于四肢内侧前缘的称太阴经；四肢内侧中间的称厥阴经；四肢内侧后缘的称少阴经。阳经中分布于四肢外侧前缘的称阳明经；阳经中分布于四肢外侧中间的称少阳经；阳经中分布于四肢外侧后缘的称太阳经。它们是经络系统的主体，又称为"正经"。实际上，人体的经脉左右对称共有24条。另外，身体正面中央有"任脉"，身体背面中央有"督脉"。这些经络纵贯全身，沟通表里上下，内属脏腑，外络肢节，具有运行气血，濡养筋骨的作用。经络上所排列着的腧穴，称为"正穴"。经络以外的腧穴，称为"经外奇穴"。全身有几百个腧穴，要想全部熟记很困难，关键是要找到有效的腧穴并熟练运用。

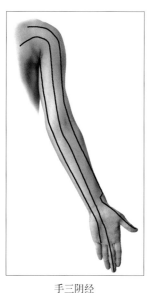 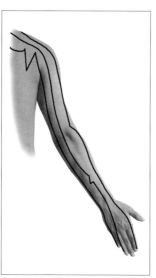 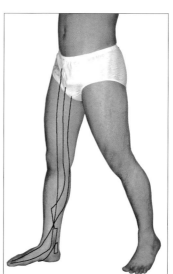 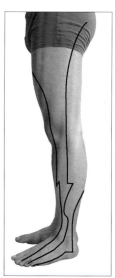

手三阴经　　　　　　手三阳经　　　　　　足三阴经　　　　　　足三阳经

图1-4-1

（二）腧穴

百会　位于人体头部，头顶正中心，可以通过两耳角直上连线中点，来简易取此穴。此穴既是长寿穴，又是保健穴，每天用掌心轻轻叩击百会穴108下，可以增加体内的真气，调节心、脑血管功能。

风池　位于后颈部，头后骨下，两条大筋外缘陷窝中，相当于耳垂齐平。用双手拇指按压双侧风池穴，至局部发热，可以预防感冒。

风府　位于后颈部，两风池穴连线中点，后发际正中直上1拇指处。此穴可以治疗各种与风有关的疾病，如伤风、中风等。

翳风　位于耳垂后方，下颌角与颞骨乳突之间的凹陷中。指压翳风穴对增强活力、缓解疲劳很有效。

大椎　位于颈部下端，第7颈椎棘突下凹陷处。若突起骨不太明显，让患者活动颈部，不动的骨节为第1胸椎，约与肩平齐。此穴是保健防病的要穴。经常按摩大椎穴，对肺功能有明显的改善和调整作用。

睛明　位于眼部内侧，内眼角与鼻根之间的凹陷处。此穴是足太阳膀胱经的腧穴，经常按摩睛明穴能治疗老花眼。

攒竹　在面部，眉毛内侧端，眶上切迹处。用中指按压攒竹穴，可以缓解黑眼圈。打嗝时，按住双侧攒竹穴，能立即止嗝。

鱼腰　在眼眶上缘正中的凹陷内。此穴是经外奇穴，当眼睛出现痉挛时（眼跳），用中指按压鱼腰穴10～20秒钟，可立即缓解。

瞳子髎　位于面部，外眼角外侧半拇指处。每天指压此穴50下，可以去除鱼尾纹。用拇指腹按揉此穴，吸气时按下，呼气时还原，可以消除白内障和解除眼疲劳。

丝竹空　位于面部，眉梢端凹陷处。此穴是手少阳三焦经的腧穴。用指腹按揉此穴，可以消除眼部疲劳。

印堂　位于面部，两眉头连线中点。此穴是经外奇穴，为头面部疾病必选腧穴。如用两手中指交替按摩印堂穴，可刺激嗅觉细胞，治疗鼻炎并预防感冒。

四白　位于面部，双眼平视时，瞳孔正中直下1拇指处（或瞳孔直下，颧骨高点稍下方的凹陷处）。此穴是预防近视的重要穴位之一，每天按摩两次四白穴，每次30下，对缓解眼疲劳有很好的作用。

迎香　位于面部，在鼻翼旁开约1厘米处（在鼻翼外缘中点旁，鼻唇沟中）。每天按摩迎香穴60下，可健鼻通窍，预防感冒。

人中　人中穴即水沟穴，位于上唇上中部，人中沟的上1/3与中1/3的交点处。指压时有强烈的压痛感。此穴是一个重要的急救穴，当出现昏迷、呼吸停止、血压下降、休克时，用拇指端按压人中，可使患者很快苏醒。

头维　此穴在头侧部发际里，位于额角发迹直上入发际0.5寸，嘴动时肌肉也会动之处。指压头维穴可以治疗睑部痉挛、疼痛等疾病。

耳门　位于头侧耳前，耳屏上切迹前方的凹陷中，在听宫的稍上方，微张口时取穴。此穴是手少阳三焦经腧穴，是治疗各种耳疾的首选穴位之一。

听宫　位于面部耳屏前，耳门穴的稍下方，张口呈凹陷处。指压听宫穴，可以缓解头痛、头晕，神经紧张。

人迎　位于颈部，颈前喉结旁开2横指，有动脉搏动处。指压该穴能增进面部血液循环，去除双下颏。

颊车　位于面颊部，在下颌角前上方1横指凹陷中。此穴是治疗牙痛的重要穴位之一。

大迎　位于下颌角前下2横指的凹陷中，咬肌附着处的前缘，面动脉搏动处。指压大迎穴，可以增进脸部血液循环和皮肤紧缩功能。

太阳　位于眼睛旁边，眉毛末端和外眼角末端的中间，向后旁开1食指宽度的凹陷处。此穴是常用的奇穴，可以缓解疲劳，治疗各种头痛、偏头痛。

率谷　位于耳尖直上，入发际食、中两指的宽度。此穴又称头痛穴，是治疗头痛的重要穴位之一。

桥弓　桥弓穴是一线状穴道，位于从翳风到缺盆成一直线，胸锁乳突肌的前缘。此穴是治疗高血压的重要穴位之一。

天突 位于颈部下方，前正中线上，两锁骨中间，胸骨上窝中央。此穴是治疗咳嗽的重要穴位之一，点按天突穴可以缓解喉痉挛。

缺盆 位于锁骨上窝的中点，前正中线旁开6横指处。经常按摩缺盆穴，可以起到美乳丰乳的作用。

中府 位于胸前壁外上方，锁骨外端下凹陷向下1拇指处。此穴是手太阴肺经的腧穴，经常按揉中府穴可以消除胸背部脂肪。

云门 位于胸前壁外上方，抬手时，锁骨外缘下端凹陷中。此穴是中医丰胸按摩的要穴。

膻中 位于人体胸部，两乳头连线的中点。每天用中指按揉膻中穴50～100次，可以缓解胸闷、咳喘等症状。

乳中 位于乳头中央。此穴是丰胸美乳的重要穴位之一。

乳根 位于胸部，第5肋间隙，乳头直下2横指。用食指、中指、无名指按摩乳根穴，顺时针、逆时针各60下，可以丰胸美乳。

上脘 位于上腹部，前正中线上，肚脐上7横指（食指到小指加上食指到无名指）处。此穴道是任脉上的主要腧穴之一。

中脘 位于上腹部，前正中线上，胸骨下缘与肚脐连接线的中点处。用掌根揉中脘穴2～5分钟，可以治疗腹痛、腹泻、呕吐等病。

下脘 位于上腹部，前正中线上，肚脐上3横指处。此穴道是任脉上的主要腧穴之一。

梁门 位于上腹部，中脘穴旁开3横指（食指到无名指）处。此穴道是足阳明胃经上的腧穴。

章门 位于胁肋部，屈肘合腋时，肘尖所止处。此穴位是足厥阴肝经上的主要腧穴之一。

期门 位于胸部，乳头直下，与肋骨下缘交界处。此穴位为人体足厥阴肝经上的主要腧穴之一，指压期门穴可以缓解肝病、胸部疼痛。

日月 位于上腹部，乳头正下方的肋骨和肚子交接处"期门"之下1拇指处。此穴位是足少阳胆经上的腧穴。

鸠尾 位于上腹部，前正中线，心窝正下方，胸骨的下缘处。此穴位为任脉上的腧穴。

天枢 位于中腹部，肚脐向左右各3指宽处。此穴位是治疗腹泻的首选穴位之一，腹泻时，用食指、中指按压双侧天枢穴50下，每日2次，可以快速止泻。

大横 位于中腹部，脐中旁开一手掌（拇指到小指）处。此穴位是治疗便秘的重要穴位之一，方法是将自己两手掌平放于中腹部，两中指正对于脐中，稍加用力后顺时针方向揉动，令腹内有热感为佳。

巨阙 位于上腹部，前正中线，胸骨下缘向下2指宽处。此穴为任脉上的腧穴。

气海 位于人体下腹部，前正中线上，肚脐下2横指处。此穴道是人体任脉上的主要腧穴之一。

关元 位于下腹部，前正中线上，肚脐下4横指处。此穴是任脉上的主要腧穴之一。

中极 位于下腹部，前正中线上，肚脐下6横指处。此穴道是人体任脉上的主要腧穴之一。

归来 位于下腹部，中极穴旁开3横指（食指到无名指）处。此穴道是足阳明胃经上的腧穴。

气冲 位于腹股沟，腹股沟动脉搏动处。此穴道是足阳明胃经上的腧穴。

肩井 位于肩上，颈根部与肩峰连线的中点处。此穴是足少阳胆经腧穴。

天宗 位于肩胛部，肩胛骨的中心处。此穴是手太阳小肠经的腧穴。

肩外俞 位于背部，第1胸椎和第2胸椎突起中间向左右各旁开4横指处。此穴是手太阳小肠经腧穴。

大杼 位于背部，第1胸椎棘突下，旁开2横指（食指和中指）处。此穴是足太阳膀胱经腧穴。

风门 位于背部，第2胸椎棘突下，旁开2横指（食指和中指）处。此穴是足太阳膀胱经腧穴。

肺俞 位于背部，第3胸椎棘突下，左右旁开2指处。此穴是足太阳膀胱经腧穴。

心俞　位于背部，第 5 胸椎棘突下，左右旁开 2 横指处。此穴是足太阳膀胱经腧穴。

膈俞　位于背部，第 7 胸椎棘突下，左右旁开 2 横指处。此穴是足太阳膀胱经腧穴。

肝俞　位于背部，第 9 胸椎棘突下，左右旁开 2 横指处。此穴是足太阳膀胱经腧穴。

胆俞　位于背部，第 10 胸椎棘突下，左右旁开 2 横指处。此穴是足太阳膀胱经腧穴。

脾俞　位于背部，第 11 胸椎棘突下，左右旁开 2 横指处。此穴是足太阳膀胱经腧穴。

胃俞　位于背部，第 12 胸椎棘突下，左右旁开 2 横指处。此穴是足太阳膀胱经腧穴。

三焦俞　位于腰部，第 1 腰椎棘突下，左右旁开 2 横指处。此穴是足太阳膀胱经腧穴。

肾俞　位于腰部，第 2 腰椎棘突下，左右旁开 2 横指处。每天用两拇指在两侧肾俞穴上按揉 1～3 分钟，可治疗遗尿、尿频、腰酸乏力等。

大肠俞　位于腰部，第 4 腰椎棘突下，左右旁开 2 横指处。此穴是足太阳膀胱经腧穴。

关元俞　位于骶部，第 5 腰椎棘突下，左右旁开 2 横指处。此穴是足太阳膀胱经腧穴。

膀胱俞　位于骶部，第 2 骶椎棘突下，左右旁开 2 横指处。此穴是足太阳膀胱经腧穴。

胞肓　位于臀部，膀胱俞穴外侧 2 横指处。此穴是足太阳膀胱经腧穴。

志室　位于腰部，在第 2 腰椎棘突下，旁开 4 横指处。此穴是足太阳膀胱经腧穴。

命门　位于第 2 腰椎棘突下。此穴是人体的长寿穴，每天掌擦命门穴至局部发热，可强肾固本，延缓衰老。

腰阳关　穴位于第 4 腰椎棘突下。此穴是督脉经重要腧穴之一。

上髎　位于骶部，第 1 骶后孔凹陷中，大肠俞下 3 横指，正中线旁开 1 横指处。此穴是足太阳膀胱经腧穴。

次髎　位于骶部，第 2 骶后孔凹陷中，上髎穴下 0.5 寸处。此穴是足太阳膀胱经腧穴。

中髎　位于骶部，第 3 骶后孔凹陷中，次髎穴 0.5 寸处。此穴是足太阳膀胱经腧穴。

下髎　位于骶部，第 4 骶后孔凹陷中，中髎穴下 0.5 寸处。此穴是足太阳膀胱经腧穴。

长强　位于尾骨尖下方，约为尾骨尖与肛门的中点处。按压长强穴，可以治疗腹泻。

腰俞　位于骶部，后正中线上，长强穴上 4 横指的凹陷处。此穴是督脉经的腧穴。

会阴　位于会阴部，男性在阴囊根部与肛门之间，女性在大阴唇后联合与肛门之间。此穴是任脉经的腧穴。

内关　位于前臂掌侧，腕掌横皱纹的中点向上 3 横指（食指到无名指）处。此穴是治疗早搏的首选穴位；在胃痛很厉害时，按揉内关穴可立即止痛。

外关　位于前臂背侧，腕背横皱纹的中点上 3 横指处，与内关穴相对。此穴是手少阳三焦经上的重要腧穴

支沟　位于腕背横纹上 4 横指处，桡骨与尺骨之间。此穴是手少阳三焦经腧穴。

尺泽　位于手臂肘部，取穴时先将手臂上举，在手臂内侧中央处有粗腱，腱的外侧即是此穴（或肘横纹中，肱二头肌肌腱的桡侧凹陷处）。此穴是手太阴肺经上的腧穴。

曲池　位于肘部，寻找穴位时屈肘，横纹尽处，即肱骨外上髁内缘凹陷处。此穴是手阳明大肠经上的重要腧穴。

手三里　位于在腕背横纹桡侧端与曲池穴的连线上，曲池穴下 3 横指处。此穴是手阳明大肠经腧穴。

列缺　位于前臂掌面桡侧缘，桡骨茎突上方，腕横纹上 2 横指处，能感觉到脉搏跳动之处。此穴是手太阴肺经上的腧穴。

合谷　位于手背，第 1、第 2 掌骨之间，约平第 2 掌骨桡侧的中点处。简便取穴法：以一只手的拇指指关节横纹，放在另一只手拇指、食指之间的指蹼缘上，在拇指指尖下就是该穴。此穴是手阳明大肠经上的重要腧穴。

太渊　位于腕掌横纹桡侧端，桡动脉搏动处。此穴是手太阴肺经上的腧穴。

孔最　位于前臂掌面桡侧，在太渊穴与尺泽穴连线上，肘横纹下3横指处。此穴是手太阴肺经上的腧穴。

神门　位于手腕部，腕掌横纹尺侧端，掌根尺侧突起后方的凹陷处。此穴是手少阴心经上的腧穴。

鱼际　位于手掌大鱼际部，第1掌骨中点，赤白肉际处。此穴是手太阴肺经上的腧穴。

少商　位于拇指桡侧指甲角旁约0.1寸处。此穴是手太阴肺经上的腧穴。

劳宫　位于第2、第3掌骨之间，握拳，中指指尖下。经常按摩此穴可缓解紧张。

中冲　位于中指尖端的中央。经常按摩中冲穴，能提高肝肾功能。

肩髃　位于肩峰前下方，上臂前举时出现的凹陷处。此穴是手阳明大肠经的腧穴。

极泉　位于腋窝顶点，腋动脉搏动处。此穴位于手少阴心经的腧穴。

环跳　位于股外侧部，股骨大转子高点与骶管裂孔连线的外1/3与内2/3交界处。此穴是足少阳胆经的腧穴。

风市　位于大腿外侧正中，直立垂手时，中指尖处。此穴是足少阳胆经的腧穴。

承扶　位于大腿后面，站立时臀下横纹的中点处。此穴是足太阳膀胱经上的主要腧穴。

殷门　位于大腿后侧中央，臀下横纹的中点与腘横纹的中点之间连线的中点。此穴是足太阳膀胱经上的主要腧穴。

委中　位于腘横纹中点，股二头肌腱与半腱肌腱中间，即膝盖里侧中央。每天用两手同时拿揉两下肢委中穴约1分钟。具有舒筋活络、解痉止痛等作用。

承山　位于小腿后正中线上，腘横纹与踝关节跟腱连线的中点处。当伸直小腿或足跟上提时，腓肠肌肌腹下出现的尖角凹陷处。此穴是足太阳膀胱经上的重要腧穴。

血海　位于大腿前面，膝盖骨内侧上角上2拇指的凹陷处。此穴是足太阴脾经上的腧穴。

梁丘　位于大腿前面，膝盖骨外侧上角上2拇指的凹陷处。此穴是足阳明胃经上的腧穴。

膝眼　位于膝盖骨两侧，取穴时将膝盖弯成直角时，在髌韧带内侧凹陷处为内膝眼；髌韧带外侧凹陷处为外膝眼。此穴是经外奇穴。

足三里　位于小腿前外侧，外膝眼直下4横指，胫骨前嵴外缘处。此穴是最常用的保健穴，每天用双手拇指分别点按足三里108下，可健脾壮胃，扩张血管，增强身体免疫力。

上巨虚　位于足三里穴直下4横指处。此穴是足阳明胃经的腧穴。

阳陵泉　位于膝盖斜下方，小腿外侧，腓骨小头前下方凹陷中。此穴是足少阳胆经上的主要腧穴。

阴陵泉　位于小腿内侧，膝下胫骨内侧凹陷中，与阳陵泉相对。此穴是足太阴脾经上的腧穴。

三阴交　位于小腿内侧，足内踝高点上3横指，胫骨内侧面后缘处。此穴是足太阴脾经上的重要腧穴。

悬钟（绝骨）　位于小腿外侧，外踝高点上4横指，腓骨前缘处。此穴是足少阳胆经的腧穴。

解溪　位于小腿与足背交界处的横纹中央凹陷处。此穴是足阳明胃经上的腧穴。

复溜　位于小腿内侧，内踝上缘向上3横指，跟腱的前缘处。此穴是足少阴肾经上的腧穴。

太溪　位于足内侧，内踝后方，内踝高点与跟腱之间的凹陷处。此穴位是足少阴肾经上的主要腧穴。

太冲　位于足背侧，第1、第2跖骨间隙的后方凹陷中。此穴是足厥阴肝经上的重要腧穴。感冒咽痛时，按摩双脚太冲穴5分钟，可立刻缓解咽痛。

昆仑　位于脚外踝后方，在外踝高点与跟腱之间的凹陷中。此穴是足太阳膀胱经上的腧穴。

公孙　位于第1跖骨基底部的前下缘的凹陷中。此穴是足太阴脾经的腧穴。

涌泉　位于足底部，蜷脚时足前部凹陷处。此穴是人体的长寿大穴，经常按摩此穴，能使肾精充足，耳聪目明，精力充沛，性功能旺盛。

中医望诊 彩色图谱

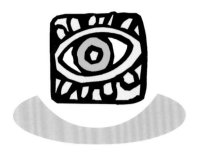

第二部分
望眼诊病

一、望眼诊病基础

（一）眼睛的基本结构

从光学的角度来看，眼睛就像一部相机。前面有光圈，背后有感光底片，光圈打开，光线就自动进入感光区。不过人的眼睛要比相机复杂得多。眼睛的视力功能发挥是一个光学原理与生理功能相结合的过程。

眼睛前面的6个主要组织及其功能　暴露于外部的眼睛前面的组织并不复杂，主要由角膜、虹膜、瞳孔、巩/球结膜、眼睑、内外眦组成（图2-1-1，图2-1-2）。除此之外，还有不是单独存在，但却是一个非常重要的接合处，称为角膜缘带，这里隐藏着一些非常重要的整体健康信息。

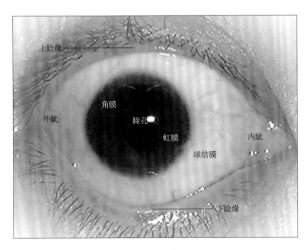

图2-1-1　眼睛的正面图

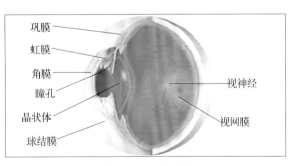

图2-1-2　眼球切面图

（1）角膜/角膜缘带：为一层透明的纤维组织，其形态就像一个小飞碟，覆盖在眼睛的中央，其周边跨度刚好是虹膜与球结膜的交界。角膜正常情况下没有血管，其营养靠角膜与虹膜之间的体液，称为房水供应，其作用就像相机的镜头盖子，保护着瞳孔同时也调节眼压。在眼诊中，角膜本身并没有特别的临床意义，但由于其周边与虹膜、巩/球结膜接壤的4~5毫米的毛细血管非常丰富，对某些全身性疾病的反应很敏感，这就是角膜缘带。

（2）虹膜：透过角膜所看到的圆形组织就是虹膜。远看东方黄种人的颜色为褐色，近看是深棕色，西方白种人多呈灰青色或蓝色，少数为浅棕色，有放射性纹理。虹膜的主要功能是调节瞳孔的大小。由于虹膜色素细胞和血管特别丰富，形态多变，人体的疾病往往反映在虹膜上，所以，虹膜诊断技术发展很快。

（3）瞳孔：位于虹膜正中央，是一个直径约2~4毫米的圆孔，其大小受植物神经支配，通过虹膜的收缩与扩张进行调节。瞳孔呈黑色，不分种族。透过瞳孔的内容物为无色透明的晶状物，称为玻璃体的眼球填充物。人们常常发现其视物出现一些游走性不规则状黑点，是周围一些组织的脱落物进入玻璃体，西医称为玻璃体混浊，俗称飞蚊症。中医多认为与肝肾受损有关。

（4）巩／球结膜：是眼球前面最大一个区域，约占前球面积1/3，在结构上薄而透明，直观是白色，所以中医直接称之为白睛。

（5）睑结膜：眼睛开合的上下两扇大门，称为眼睑，张开时形成的空间称为睑裂。睑内层即为睑结膜。眼睑皮下组织较疏松但血管极为丰富。正常状态是粉红色，毛细血管排列均匀，一旦出现水肿、色淡或栓塞便可见全身，特别是消化系统出现问题。

（6）内眦／外眦：眼睛张开时分列于鼻侧与颞侧形成一个三角区，颞侧为小三角区，称为外眦。鼻侧为大三角区，称为内眦。内眦主要组织有类似珠状的肉质突起称为半月皱襞，此外还有泪阜。

（二）中医"五轮八廓"的基本定位

中医将人的眼睛分为"五轮八廓"，"五轮"是指人的眼睛，像轮子那样能转动的五个组成部分。"八廓"是指从八个方位上担负起外围之护卫职能。五轮学说是将眼组织分别定作血轮、气轮、风轮、水轮、肉轮五个特定部位，该五个部位分属于五脏，故五脏的病患皆直接可以在相应的"轮"中反映。这种理论认为，生物体每一个相对独立的部分，其在化学组成的结构上与整体是相同的，整体中某一个相对独立部分，刚好是整体按比例的缩影。因此，"五轮八廓"理论，不仅在古代中医眼科理论阐述上与临床医学上发挥重要作用，而且也为今天推广作为一种临床诊断方法起到直接的理论指导作用。

五轮应五脏的定位及其临床意义　在整体联系上五轮分别对应于脾、心、肺、肝和肾五脏。在局部分别对应于眼睛的各个解剖部位：上、下胞睑，大眦，小眦，白睛，黄仁（黑睛），瞳仁（图2-1-3，表2-1-1）。眼部脏腑分区详见光盘内容。

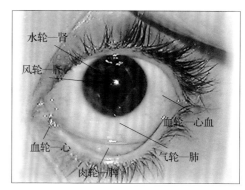

图2-1-3

表2-1-1　眼与五脏应五轮对应表

中医解剖名称	西医解剖名称	轮名	脏属	五行属
瞳仁（瞳子）	瞳孔	水轮	肾脏	水
黑睛（黄仁）	角膜、房水、虹膜	风轮	肝脏	木
白睛	球结膜、巩膜	气轮	肺脏	金
大眦、小眦	内眦、外眦	血轮	心脏	火
上、下胞睑	上睑、下睑	肉轮	脾脏	土

（1）肉轮：指西医解剖学上的上下眼睑，包括睑皮肤、皮下组织、睑板及睑结膜。在脏为脾，在腑为胃。五行中属土，主全身肌肉，称肉轮。中医眼科历来重视脾对眼的关系，认为"脾虚则五脏之精气皆失所司，不能归明于目"，脾土为后天之本，不论全身病或眼科疾患，都必须要注重调理脾胃，否则就是治标不治本。

（2）血轮：指内眦、外眦及附近的巩结膜。在脏为心，在腑为小肠，主全身之血脉，称血轮，五行中属火。中医认为，目得血而能视，但心火太盛则诸脉沸腾。目有内、外两眦，一般认为外眦属心，内眦为心包络，轮中有轮。心合诸血脉，血脉逆行也会导致目损。但凡心及其他脏腑气血之盈亏，就会在眼的两眦部出现各种血脉丝络贯穿，观其形知其病。

（3）气轮：指球结膜、眼球筋膜及巩膜。在脏为肺，在腑为大肠。肺主气故称气轮，五行中属金。中医讲人体的气是一种流动的精微物质，来源于先天和后天两部分，先天的气(肾气)和由肺吸入空气及由脾胃运化生成的"水谷精气"的后天之气，聚会于中焦又称为"真气"或"元气"。二者上下融贯流注全身，其在表为卫气，在脏主心血流行和精神活动为心气。气在脾主运化，在肝主疏泄，在肾主生长发育、生殖，在眼则有"神气"。气通则血通，血通则百脉充沛。

（4）风轮：指虹膜（包括角膜）。在脏为肝，在腑为胆，五行中属木，木生风，称风轮。肝主藏血，主疏泄，与胆相表里。中医讲的肝脏，除在分泌和储藏胆汁方面与现代医学的肝、胆基本相同外，其他在藏血、精神情志、主筋方面都有很大差别；实际上中医讲肝的功能还广泛涉及到内分泌、大脑、生殖、心血管、脊髓、植物神经等多个方面功能。因为中医认为，肝在整体的外在表现集中于血与气贯注于眼，"五轮"理论又集中于风轮，故此风轮在眼诊中占有十分重要地位。

（5）水轮：除了西医讲的瞳孔、中医讲的瞳子或瞳仁外，还包括有神水（房水）、睛珠（晶状体）、神膏（玻璃体）、睛膜（脉络膜）、视衣（视网膜）、目系（视神经）等。在脏为肾，在腑为膀胱，主水称为水轮，五行中属水。肾与膀胱相表里，共同发挥作用。

（三）眼诊用具与操作方法

相对来说，望眼辨证的操作方法比较简单，不受时间、地点的限制，所使用的工具也不多，几乎人人都可以随时随地进行检测。

1.基本工具　7倍左右的放大镜及普通电筒一支，必要时加普通的眼底镜一个（图2-1-4）。

2.自我检查方法　最好不要选在睡觉起床后，也不要在强光下进行。可在普通光线下，对着镜子，双手张开睑裂，左右转动眼球即可进行自我检测。

3.医务人员的检查方法　一般可在自然光下进行。异常症状可用放大镜再作重点检查。使用小手电筒检查时，一般不要对着病人眼睛进行直射，光线不要过强。一般是右手握电筒，左手用食指与大拇指轻轻将患者眼裂张开，令患者眼球慢慢上下左右转动，然后再作重点观察（图2-1-5）。

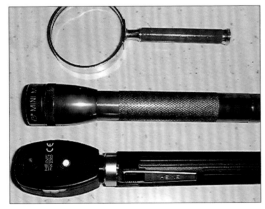

图2-1-4

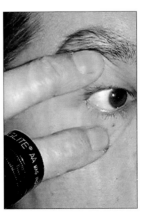

图2-1-5

（四）望眼辨证的基本程序

1.小手电检查 一般的望眼检查方法比较简单，只要让对方坐在一个固定位置上，眼睑放松，左手张开眼睑，右手握小手电从侧面照射即可。

小手电的用途：用于检查虹膜细微变化及瞳孔颜色、形态等情况。

2.照眼像 如果有必要，则进一步用数码相机，指示对方将所要拍摄部位张开（必要时可协助），选好重点，对好焦距即可快速拍下眼像，医者即可在相机的影像中进行反复仔细观察、分析（图2-1-6）。

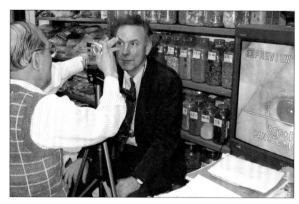

图2-1-6

3.荧屏放大 将刚拍下来的"眼像"通过一个普通的大屏幕电视机将其放大。一方面医者可以借此进一步仔细观察其眼像特征，向患者作出较详细的解释；同时也能让患者充分地、直接地了解自己的健康状况，患者大多数都能积极配合治疗，增强战胜疾病的信心。

4.电脑取像分析 彩色打印机将相片打印出来进行留档对比，也可给患者保留一份，并将其资料储存，供科研及教学使用，还可进行远程会诊。

二、眼像健康预测

（一）瞳孔变化反映的疾病信号

瞳孔在五脏所属为肾，五行中属水，为水轮。中医认为，肾藏精，主一身精气。所以，瞳孔能反映肾脏的病变。

（1）瞳孔灰色，说明肾气不足，易出现腰背酸软、四肢乏力、耳鸣、头痛、失眠多梦等症（图2-2-1）。

（2）瞳孔青蓝色，说明肝肾两虚，易出现手足麻痹、脘腹胀满、阳痿早泄、糖尿病、视物昏花等症（图2-2-2）。

（3）瞳孔扩大、缺损，提示肾阴虚，出现骨质疏松、腰背痛、月经失调等（图2-2-3）。

（4）瞳孔缺损或变形，提示易患腰腿痛信号（图2-2-4）。

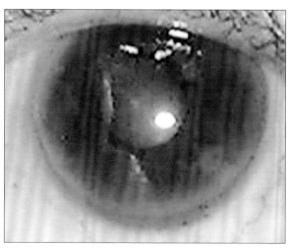

图2-2-1

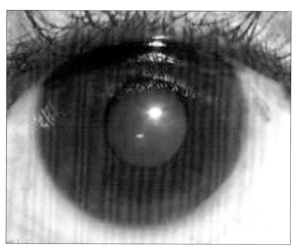

图2-2-2

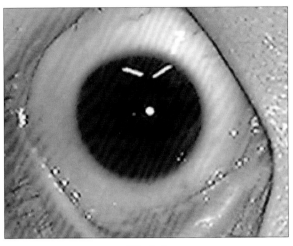

图 2-2-3

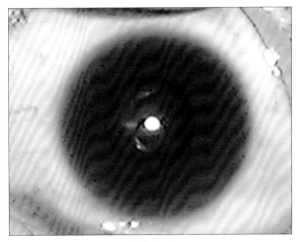

图 2-2-4

（5）瞳孔偏移，呈灰白色，提示患有慢性疲劳综合征（图 2-2-5）。

（6）瞳孔变大，提示肾阴亏损、冲任不固，习惯性流产信号（图 2-2-6）。

（7）瞳孔变小，提示肾阳（气）不足（图 2-2-7）。

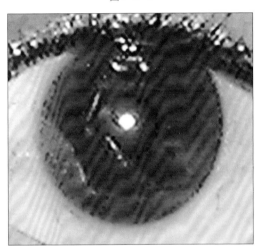

图 2-2-5

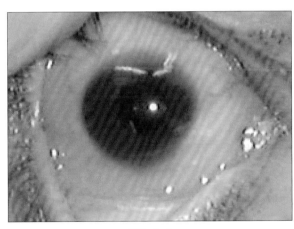

图 2-2-6

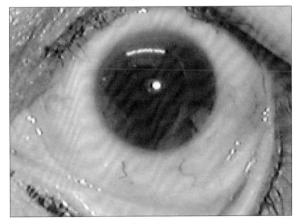

图 2-2-7

（二）角膜／角膜缘带变化反映的疾病信号

（1）角膜缘环状棕色，色素沉润，说明肝胆湿热，出现代谢性肝胆病、肝损伤（图 2-2-8）。

（2）角膜缘色素浸润，说明肝火旺盛，出现头痛、眩晕（高血压）、耳鸣、情绪不稳、疲劳等症状，可同时观察到患者舌苔黄腻，脉洪实（图 2-2-9）。

（3）角膜缘带有棕色半月环状浸润，提示肝脏系统病变（图 2-2-10）。

（4）角膜缘带 10～3 点处呈白色雾状半月环，提示轻度代谢障碍、脑动脉硬化信号（图 2-2-11）。

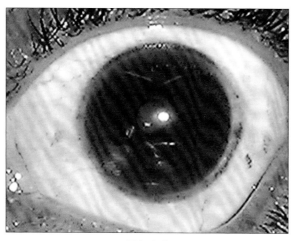

图 2-2-8

图 2-2-9

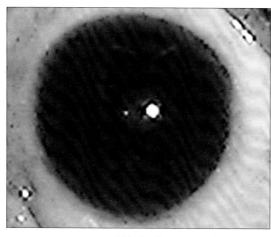

图 2-2-10

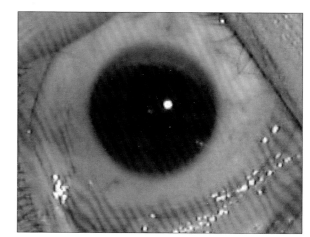

图 2-2-11

（三）虹膜变化反映的疾病信号

（1）虹膜淡白色，多提示贫血（图2-2-12）。

（2）虹膜深黑色，提示血糖异常（图2-2-13）。

（3）虹膜内有大面积或零散瘀斑，提示肝血瘀滞，外伤内出血，酒精或化学物质中毒（图2-2-14）。

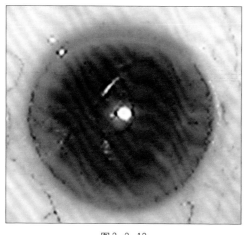

图 2-2-12

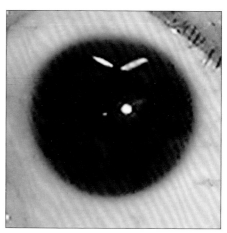

图 2-2-13

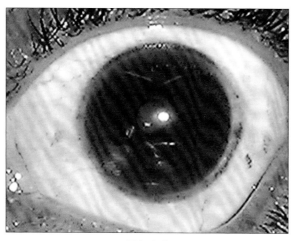

<table />

（4）虹膜多处色淡，提示上、下肢血液回流障碍，双脚乏力、酸痛（图2-2-15）。

（5）虹膜内有胬肉，且出现深色斑块，提示各种代谢障碍（图2-2-16）。

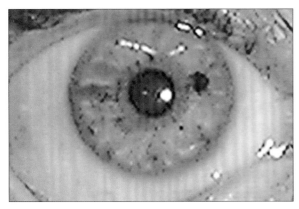

图2-2-14

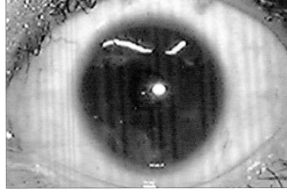

图2-2-15

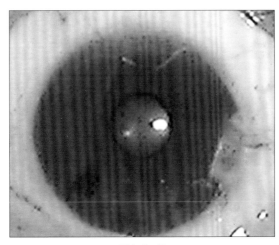

图2-2-16

（四）睑结膜／球结膜变化反映的疾病信号

（1）球结膜黄色，提示肝脏疾病信号（图2-2-17）。

（2）眼上部睑结膜／球结膜血管呈网状增生，提示肩背区疼痛（图2-2-18）。

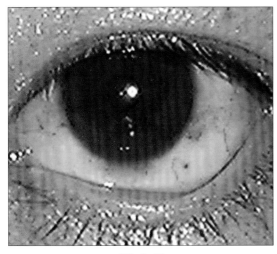

图2-2-17

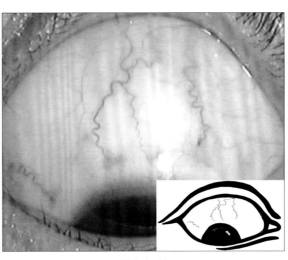

图2-2-18

（3）眼下部睑结膜／球结膜血管呈网状增生，提示胃及十二指肠病变信号（图2-2-19）。

（4）眼上部睑结膜／巩膜区大量栓塞性新生血管，提示颈肩部大面积劳损（图2-2-20）。

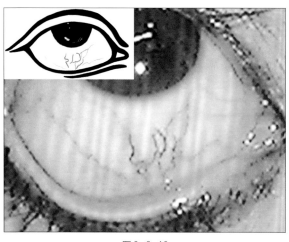

图2-2-19

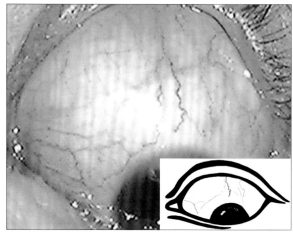

图2-2-20

（五）外眦变化反映的疾病信号

（1）外眦角呈深绛紫色块状充血，提示精神不集中、失眠信号（图2-2-21）。

（2）外眦角血管钩状，提示心血管疾病信号（图2-2-22）。

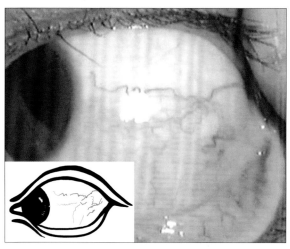

图2-2-21

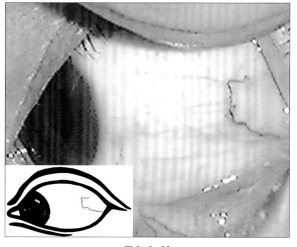

图2-2-22

（3）外眦角增生与大面积充血混合，提示焦虑、失眠、情绪失常、心律不齐等心脏神经官能症信号（图2-2-23）。

（4）外眦下三角区血管钩状增生，男性提示睾丸、前列腺疾病，如前列腺炎、睾丸肿大、小便不利等。女性提示患有子宫肌瘤等疾病（图2-2-24）。

（5）外眦角上三角区血管异常，多提示心脑血管神经功能障碍，患有失眠、忧郁症等（图2-2-25）。

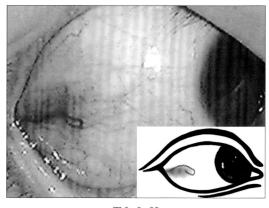

图2-2-23

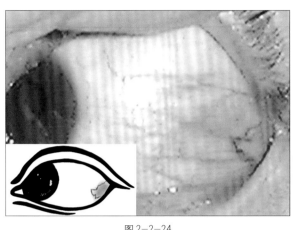

图2-2-24

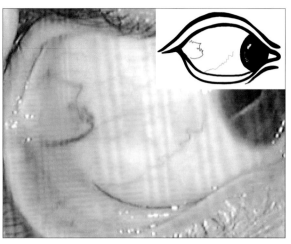

图2-2-25

三、望眼诊断常见疾病

（一）头痛

（1）外侧巩膜上方微血管向上伸展，色素鲜红，提示经常头昏闷胀，痛感多在脑后或痛无定处，多见于一些慢性消耗性、精神性疾病（图2-3-1）。

（2）内眦微细血管变粗，色绛而成波浪状向上引展，提示前额痛或巅顶头痛，痛状较剧如针刺，多见于感染性疾病、高血压引起的头痛（图2-3-2）。

（3）外眦上方呈双爪样增生，提示偏头痛、神经性头痛信号（图2-3-3）。

（4）虹膜淡灰白色，有若干瘀点，内眦角增生的血管呈栓塞状态，提示肝郁头痛（图2-3-4）。

（5）内眦上方血管交叉，下方呈栓塞性增生，提示前额头痛、慢性结肠炎（图2-3-5）。

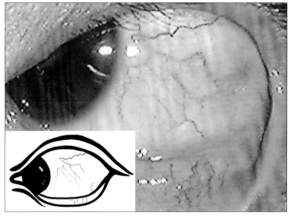

图2-3-1

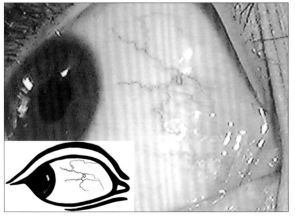

图2-3-2

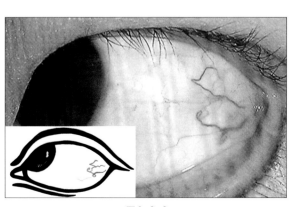

图2-3-3

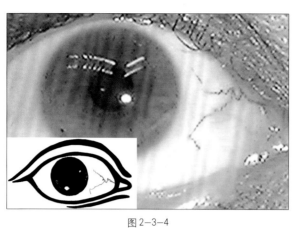

图2-3-4

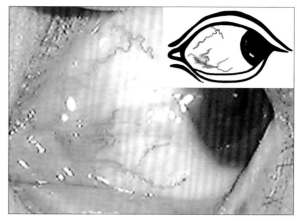

图2-3-5

（二）眩晕

（1）内眦上方有螺旋状血管，眼角有大面积充血，提示眩晕症状（图2-3-6）。

（2）外眦角有粗大血管弯曲、色深，提示心血虚引发的头晕信号（图2-3-7）。

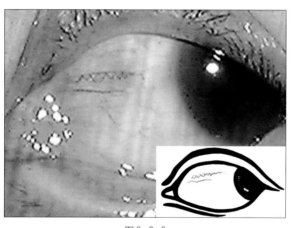

图2-3-6

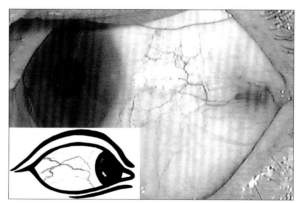

图2-3-7

（三）失眠

（1）外眦有弯曲状血管，提示失眠、多梦信号（图2-3-8）。

（2）外眦角及上方呈条索状绛色充血，提示顽固性失眠信号（图2-3-9）。

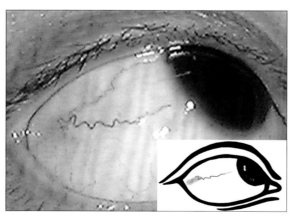

图2-3-8

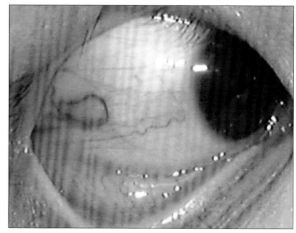

图2-3-9

（四）脑动脉硬化

（1）角膜9~3点处呈白雾状半月环，提示脑动脉硬化信号（图2-3-10）。

（2）角膜老化，形成老年环，瞳孔变细、色灰，提示脑动脉硬化信号（图2-3-11）。

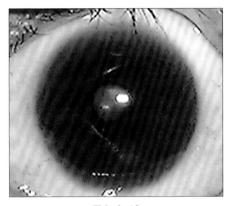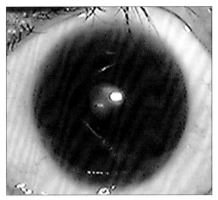

图2-3-10　　　　　　　　　　　　图2-3-11

（五）高血压

（1）角膜缘及巩膜棕色浸润状积聚，提示高血压信号（图2-3-12）。

（2）虹膜变形，出现金银色全月环浸润，提示高血脂、高血压信号（图2-3-13）。

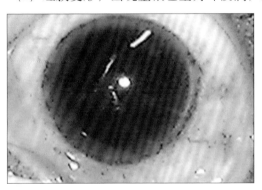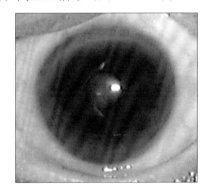

图2-3-12　　　　　　　　　　　　图2-3-13

（六）心血管疾病

（1）外眦角成钩状增生，提示心血管疾病（图2-3-14）。

（2）外眦角有一直线与钩状血管交叉，提示供血不足引起的心血管病（图2-3-15）。

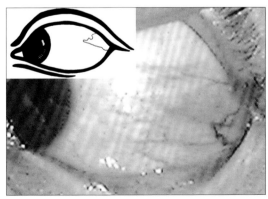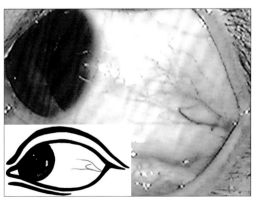

图2-3-14　　　　　　　　　　　　图2-3-15

（3）外眦角出现巨大血管增生，有紫色充血点，提示冠状动脉严重阻塞（图2-3-16）。

（4）外眦血管增生，呈螺旋状伸向角膜，提示心律不齐、心悸信号（图2-3-17）。

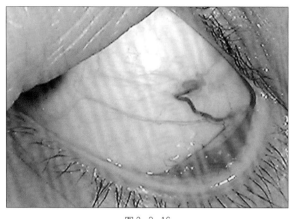

图2-3-16

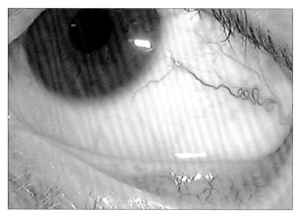

图2-3-17

（七）咳嗽

　　睑裂区、部分虹膜及整个球结膜呈脂肪网状覆盖，色黄，并有不规则点状充血，提示老年性气管炎信号（图2-3-18）。

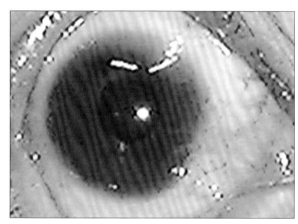

图2-3-18

（八）肝病（癌）

（1）角膜缘被灰黄色色素入侵，巩结膜呈淡黄色，提示急、慢性肝炎（图2-3-19）。

（2）虹膜11~3点处有半月环、1~3点处有深褐色斑，提示脑血管硬化、肝中毒（图2-3-20）。

（3）虹膜局部扩张，角膜缘环带呈深棕色，瞳孔较小，提示脂肪肝信号（图2-3-21）。

（4）虹膜及瞳孔均已变形、变色，巩膜呈淡黄色，提示癌变信号（图2-3-22）。

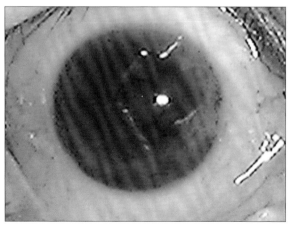

图2-3-19

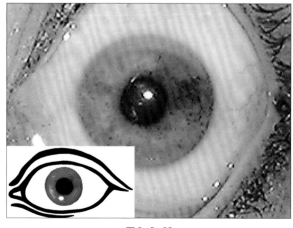

图2-3-20

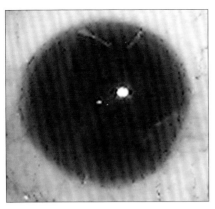

图 2-3-21

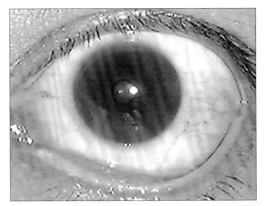

图 2-3-22

（九）胃炎（癌）

（1）睑结膜有条索状血管增生，局部充血；球结膜区有双条血管曲张，提示慢性胃炎信号，也可能是痔疮（图 2-3-23）。

（2）球结膜有明显的条索样血管走向虹膜，血管尽头处有一明显的黑点，提示慢性胃炎信号（图 2-3-24）。

（3）眼下部睑结膜／球结膜血管呈树干状增生，色绛、粗大，睑结膜出现紫色沉润，提示胃有可疑癌变（图 2-3-25）。

（4）眼下部睑结膜新生血管呈螺旋状向角膜延深，粗大色深，巩结膜水肿，呈淡黄色，提示消化系统严重病变（2-3-26）。

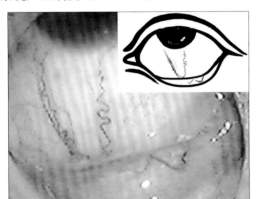

图 2-3-23

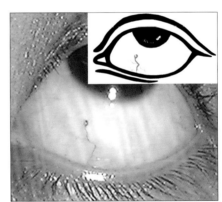

图 2-3-24

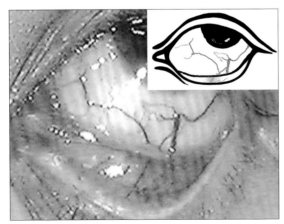

图 2-3-25

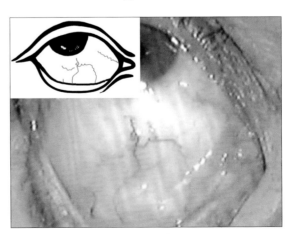

图 2-3-26

（十）盆腔炎

（1）外眦角巩膜大面积充血，血管色深，提示盆腔炎信号（图2-3-27）。

（2）外眦角毛细血管充满瘀血点，提示盆腔炎信号（图2-3-28）。

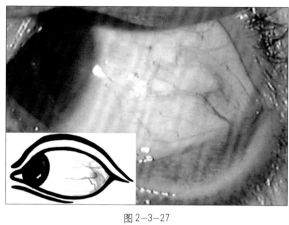

图2-3-27

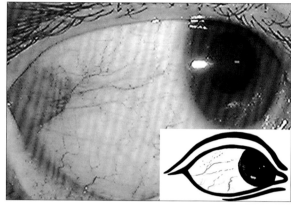

图2-3-28

（十一）子宫肌瘤

（1）外眦角下方有一条深红色血管，提示子宫肌瘤信号（图2-3-29）。

（2）外眦角下方有多条弯曲的、走向虹膜的色深血管，提示子宫肌瘤信号（图2-3-30）。

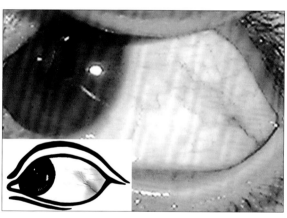

图2-3-29

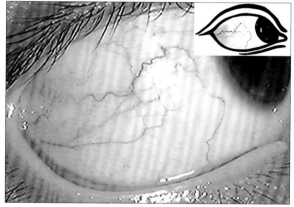

图2-3-30

（十二）卵巢囊肿

瞳孔明显缩小，提示卵巢囊肿信号（图2-3-31）。

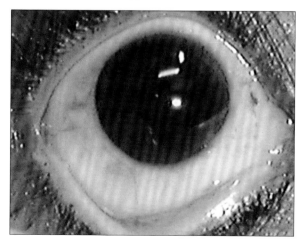

图2-3-31

（十三）乳房纤维瘤

（1）虹膜内有黑斑块，提示乳房有肿块（图2-3-32）。

（2）虹膜不规则变形，有散在性深色或黑色斑点，提示乳房肿块信号（图2-3-33）。

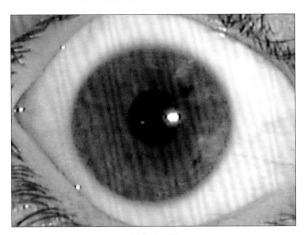

图2-3-32

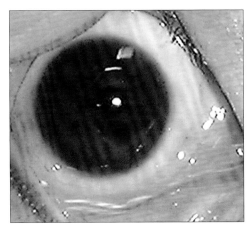

图2-3-33

（十四）子宫颈癌

眼外眦有色深螺旋状血管向虹膜走行，提示子宫颈癌信号（图2-3-34）。

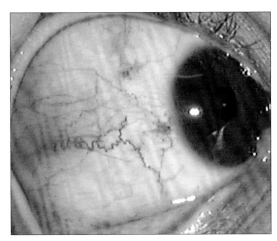

图2-3-34

（十五）功能性子宫出血

（1）虹膜淡黄色，外眦下方有不规则的线状充血，提示功能性子宫充血信号（图2-3-35）。

（2）虹膜混浊不清，5~8点处有棕褐色半月环，提示功能性子宫出血信号（图2-3-36）。

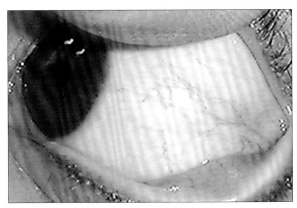

图2-3-35

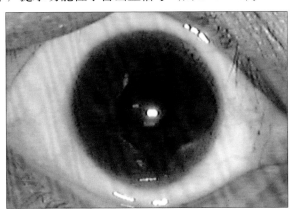

图2-3-36

（十六）白带异常

（1）内眦淡白色，女性三角区淡白充血，提示白带异常信号（图2-3-37）。

（2）虹膜呈半月环浸润，三角区呈深红色充血，提示白带异常信号（图2-3-38）。

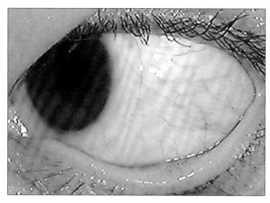 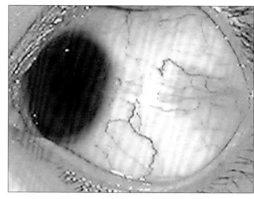

图2-3-37　　　　　　　　　　　　　　　　图2-3-38

（十七）经期综合征

（1）虹膜呈黑色混浊，纹理不清，5～8点、10～3点处半月环色素沉着呈棕色，提示经行头痛（图2-3-39）。

（2）睑结膜及内眦淡白色，虹膜浅棕色，提示经行头痛（图2-3-40）。

（3）虹膜棕黑色、纹理不清，角膜缘上半月环状色素沉润，瞳孔细小且呈灰白色；女性生殖三角区呈黄色及大面积充血，均提示经行腹痛（图2-3-41）。

（4）瞳孔细小而且呈灰白色混浊；虹膜纹理也混浊不清，均提示经行肿胀（图2-3-42）。

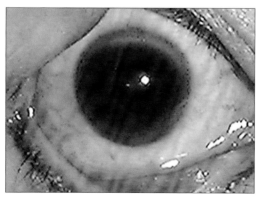 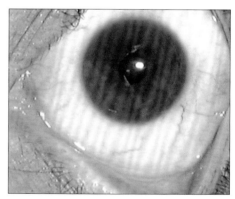

图2-3-39　　　　　　　　　　　　　　　　图2-3-40

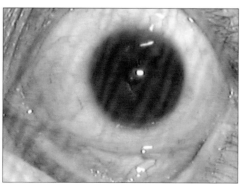 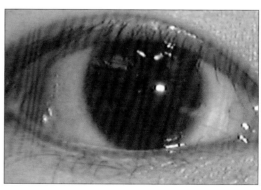

图2-3-41　　　　　　　　　　　　　　　　图2-3-42

（十八）月经不调

（1）虹膜多呈深棕色、褐色至黑色，纹理不清，角膜缘带周边或5～7点处呈半月环状浅黄至深黄色色素沉润，女性生殖三角区有较明显的毛细血管充血，提示月经提前（图2-3-43）。

（2）瞳孔直径比正常的扩大至少有5毫米，晶状体呈白色至灰白色混浊，内眦呈浅粉红色至白色，提示月经错后（图2-3-44）。

（3）内眦上方呈深红色至紫色充血，角膜缘带还有大面积不规则的环状灰黄色色素环，提示月经先后不定期（图2-3-45）。

（4）瞳孔略呈心形与虹膜黑色条状色素相连。虹膜下缘略见棕色色素沉着，眼睑淡白色，提示月经过少（图2-3-46）。

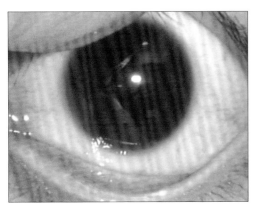

图2-3-43

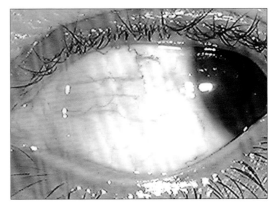

图2-3-44

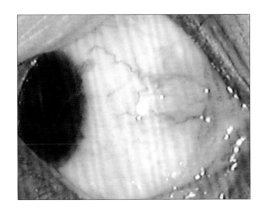

图2-3-45

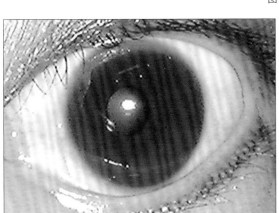

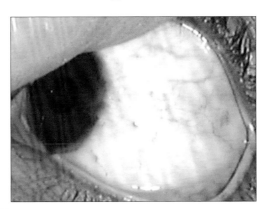

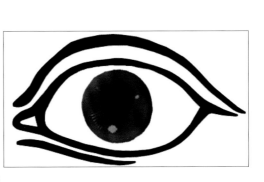

图2-3-46

（十九）闭经

（1）外眦上方(脑部神经区)出现钩状血管弯曲，角膜缘带还有不规则的半月环状棕色色素沉着，提示闭经信号（图2-3-47）。

（2）外眦下三角区有单纯性的血管增生，提示闭经信号（图2-3-48）。

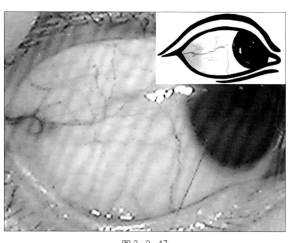

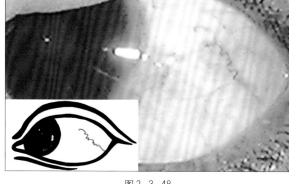

图2-3-47

图2-3-48

（二十）更年期综合征

（1）虹膜混浊不清，外缘多见半月环状白膜下沉，下缘（5～8点处）有棕色半月环状浸润，双眦显著充血，瞳孔呈灰白色至黄色，提示更年期潮热汗出信号（图2-3-49）。

（2）外眦有大血管伸向虹膜，提示更年期伴有头晕、心悸信号（图2-3-50）。

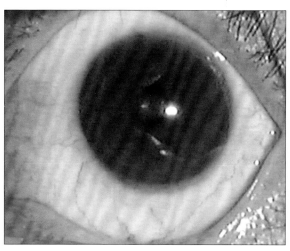

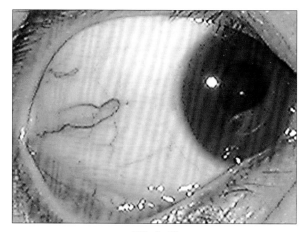

图2-3-49

图2-3-50

（二十一）贫血

（1）下睑及内眦淡白色，虹膜大面积色素缺损，瞳孔细小，提示贫血信号（图2-3-51）。

（2）下睑结膜呈淡白色，虹膜边缘呈淡棕色，提示贫血信号（图2-3-52）。

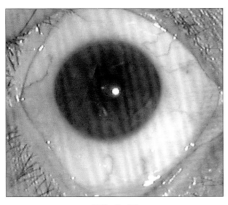

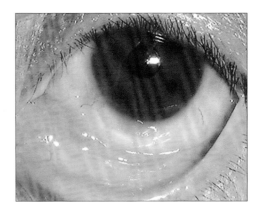

图2-3-51　　　　　　　　　　　　　　　图2-3-52

（二十二）亚健康状态

（1）外眦角浅红色充血，提示长期睡眠不足或睡眠困难、紧张、头痛（图2-3-53）。

（2）瞳孔较为细小，周边不完整，提示肾功能耗损，腰脊变形，腰酸痛，不能久坐、久站（图2-3-54）。

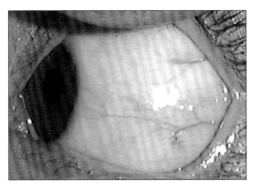

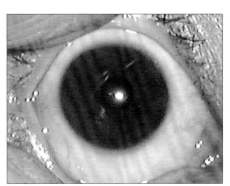

图2-3-53　　　　　　　　　　　　　　　图2-3-54

（二十三）吸毒

通过眼像鉴别是否吸毒或吸烟，是很有临床意义的，可以简单、快速地发现吸毒者的情况。

（1）角膜缘带沉积有深棕色类似胶质的黏液，呈不规则的环状色素浸润，提示曾吸过毒（图2-3-55）。

（2）角膜缘带有环带状黄色色素沉着，其色素较深，提示吸入式吸毒（图2-3-56），而吸烟者多呈弥散性色素沉着，多分散在整个巩膜（白睛）。

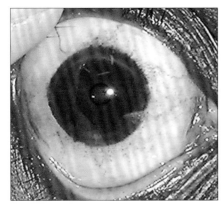

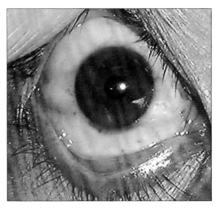

图2-3-55　　　　　　　　　　　　　　　图2-3-56

（3）深度中毒者其瞳孔多呈蓝至灰白色，比正常瞳孔细小，显示肾功能严重受损（图2-3-57）。

（4）虹膜呈菱形，四个角有大面积深棕色色素浸润，提示肝、肾有毒品沉积（图2-3-58）。

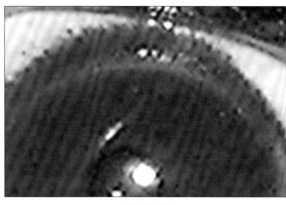

图2-3-57

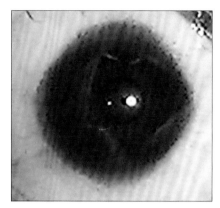

图2-3-58

（二十四）吸烟、酒精中毒

（1）虹膜出现各种瘀斑块，巩膜充血，色黄，提示尼古丁（吸烟）中毒（图2-3-59）。

（2）虹膜内有大面积和零散瘀斑，提示酒精中毒信号（图2-3-60）。

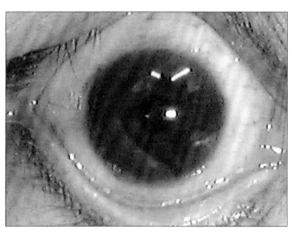

图2-3-59

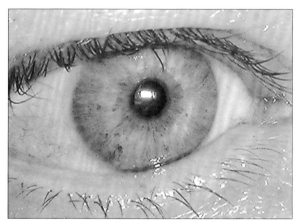

图2-3-60

（二十五）代谢障碍

胬肉部分入侵虹膜，虹膜内出现深色斑块，瞳孔出现黄色反射点，提示各种代谢障碍（图2-3-61）。

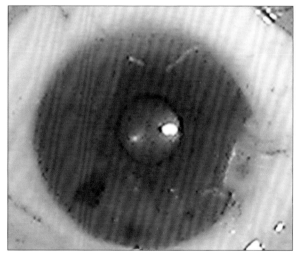

图2-3-61

（二十六）内分泌失调

（1）虹膜由圆形变为方形，提示女性内分泌失调信号（图2-3-62）。

（2）虹膜变异导致瞳孔变异、缺损，提示内分泌失调信号（图2-3-63）。

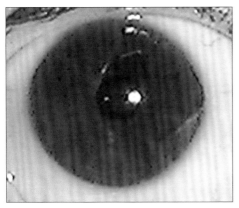 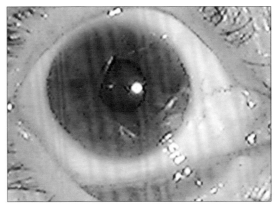

图2-3-62   图2-3-63

（二十七）痤疮

（1）内眦、外眦及巩膜充血，提示痤疮并伴有睡眠不足（图2-3-64）。

（2）大肠区充满了黄色色素及毛细血管，提示便秘引发痤疮（图2-3-65）。服用大承气汤或增液承气汤加减，即可取得满意效果。

（3）虹膜／角膜缘出现深棕色色素浸润，提示内分泌失调引发的痤疮（图2-3-66）。可采用加味逍遥散或柴胡疏肝散加入桑白皮、冬桑叶效果良好。

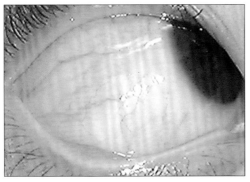 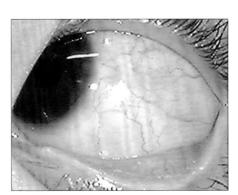

图2-3-64

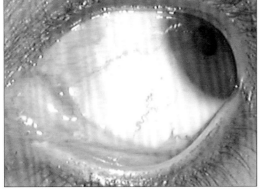 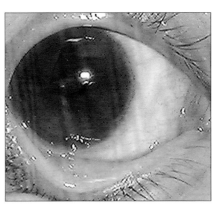

图2-3-65   图2-3-66

33

（二十八）骨质疏松

瞳孔略为散大，晶状体呈灰至白色，周边不规则锯齿状，提示骨质增生信号（图2-3-67）。

（二十九）腰腿痛

瞳孔呈椭圆形或扁圆形，晶状体呈灰至白色，虹膜边（内层）缘色素块状呈不规则的淡白色或淡棕色，边界清楚（图2-3-68）。

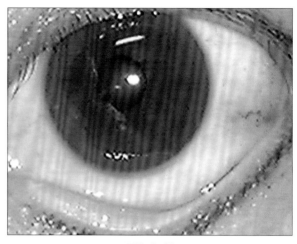

图2-3-67

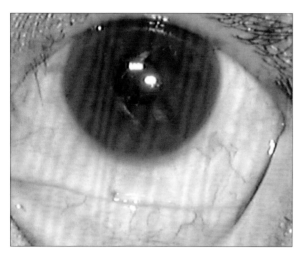
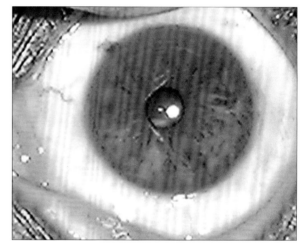

图2-3-68

（三十）外伤

（1）虹膜2~5点处呈弧形突出，7~9点处有瘀点浸润，提示车祸或其他严重外伤（图2-3-69）。

（2）虹膜变形，提示严重外伤、劳损信号（图2-3-70）。

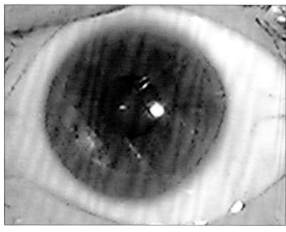

图2-3-69

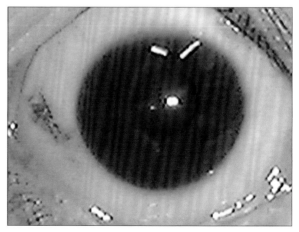

图2-3-70

（三十一）腰脊病变

（1）瞳孔偏移、缺损，色黄，提示陈旧性腰肌劳损（图2-3-71）。

（2）瞳孔偏移、缺损，虹膜周边有环形雾状浸润，提示老年性腰椎病变（图2-3-72）。

（3）瞳孔偏移，色素正常，提示腰椎受伤、脊骨变形（图2-3-73）。

（4）瞳孔移位、变形，色素大致正常，提示腰椎严重损伤（图2-3-74）。

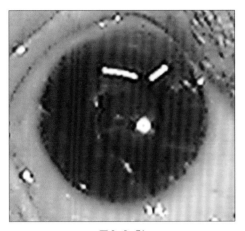

图2-3-71

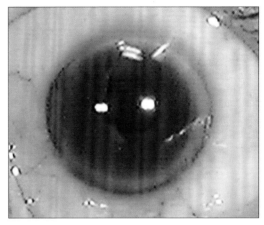

图2-3-72

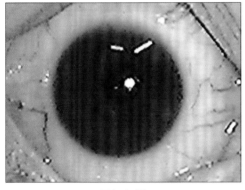

图2-3-73

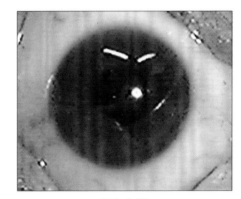

图2-3-74

（三十二）前列腺疾病

（1）男性泌尿生殖区树枝状充血和增生，提示前列腺增生、前列腺炎信号（图2-3-75）。

（2）男性泌尿生殖区出现S状血管增生，色绛粗大，提示睾丸炎、前列腺炎信号（图2-3-76）。

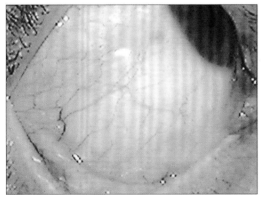

图2-3-75

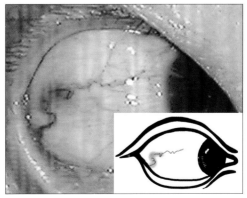

图2-3-76

（三十三）焦虑、压力、紧张

（1）外眦上方呈双线大弯度曲张，提示焦虑不安、压力较大（图2-3-77）。

（2）外眦上方深绛色血管增生，提示精神压力大，同时伴有失眠、头痛、血压偏高（图2-3-78）。

（3）外眦上方粗大血管增生，提示紧张、焦虑引起的后脑神经系统功能障碍（图2-3-79）。

（4）外眦上三角区血管增生扭曲充血，提示工作压力大引起的心脑血管神经官能症（图2-3-80）。

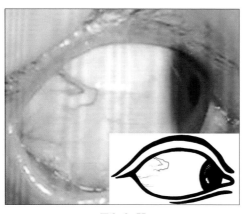

图2-3-77

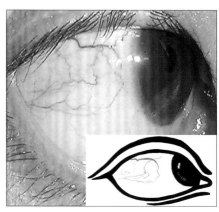

图2-3-78

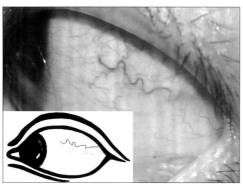

图2-3-79

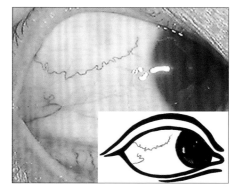

图2-3-80

（三十四）中风预兆

（1）外眦上方可见一血管增生伸向角膜，可疑为脑中风前兆（图2-3-81）。

（2）外眦血管片状充血，可见于心血管病、高血压，可疑为中风前兆（图2-3-82）。

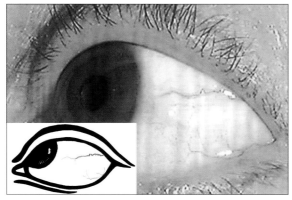

图2-3-81

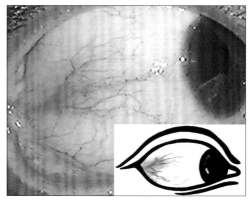

图2-3-82

（三十五）肺（癌）及支气管炎

（1）由内眦发出并向虹膜边缘延伸、紫色、粗大，显示肺癌信号（图2-3-83）。

（2）睑裂、虹膜一部分及整个球结膜为脂肪物覆盖、色黄，多见于老年性慢性支气管炎（图2-3-84）。

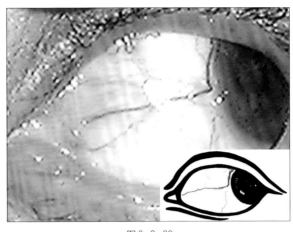

图2-3-83

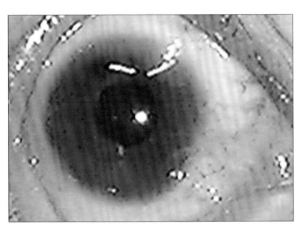

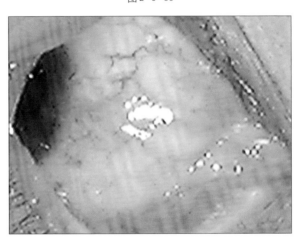

图2-3-84

（三十六）大肠疾病

（1）自内眦向角膜延伸的血管增生，提示患有各类大肠疾病（图2-3-85）。

（2）内眦角下方呈丝球状血管增生，管径粗实、栓塞。提示为慢性结肠炎中之实证型。症状多见于便秘、便血、内痔等（图2-3-86）。

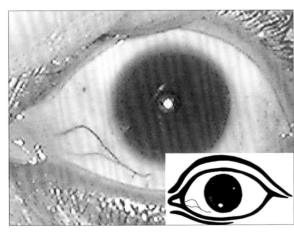

图2-3-85

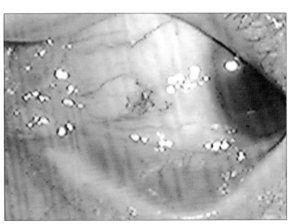

图2-3-86

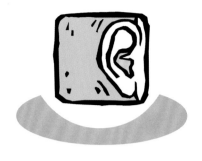

第三部分
望耳诊病

一、望耳诊病基础

（一）中医耳诊原理

1.耳与经络的关系　《灵枢·邪气脏腑病形》曰："十二经脉，三百六十五络，其血气皆上于面而走空窍……其别气走于耳而为听。"说明经络与耳的关系十分密切。十二经脉之中，手三阳经、足三阳经直接循行于耳部。所以，耳廓是反映脏腑生理、病理的窗口和门户。

2.耳与脏腑的关系　耳是机体体表与内脏联系的重要部位之一。五脏之中，耳与肾、心的关系最为密切。耳为肾所主，肾开窍于耳。故《素问·阴阳应象大论》曰："肾主耳，""肾在窍为耳。"耳与心的关系也非常密切。《素问·金匮真言论》曰："心开窍于耳，藏精于心。"为何心开窍于耳，晋代皇甫谧在其所著的《针灸甲乙经》中认为，心气本通于舌，五脏皆有窍，而舌非窍，故心窍寄于耳。

另外，肝藏血，耳受血始能有听觉。心主血，肺主气，心肺合司宗气，肺朝百脉，宗气上贯于耳，耳方可闻。脾胃为升降之中轴，脾胃升降失司，清阳之气上达而贯耳，耳方能聪。因此，耳不仅是肾窍、心窍，同样亦为肝窍、肺窍、脾窍。耳虽为人体的一小部分，但由于耳与脏腑的密切关系，故耳具有预测全身脏器生理、病理的全息作用。

综上所述，耳廓是机体五脏六腑、四肢百骸以及其他组织器官的荧光屏，是机体信息输入与输出最强烈、最集中的区域之一。整个耳廓是机体各脏腑组织器官的缩影，机体各脏器、各部位在耳廓皆有反应点，若各脏腑、组织器官发生病变，则必然会在耳廓得到反映。因此，通过观察耳廓、耳穴便可窥见内脏的疾患。

（二）耳廓反射区分区

1.耳廓反射区正面分区（图3-1-1）

（1）耳轮　耳廓边缘向前卷曲的游离部分。耳轮上有耳中、直肠、尿道、外生殖器、肛门、耳尖、结节、轮1、轮2、轮3、轮4反射区。

（2）耳舟　耳轮与对耳轮之间的凹沟。耳舟上有指、腕、风溪、肘、肩、锁骨反射区。

（3）对耳轮　耳廓边缘内侧与耳轮相对平行隆起部分，其上端分叉，使整个对耳轮形成"y"形。

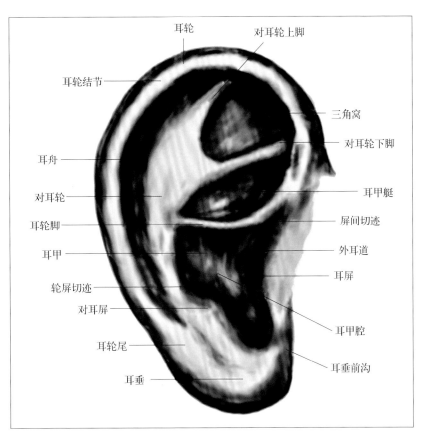

图3-1-1　耳廓反射区正面分区示意图

由对耳轮体、对耳轮上脚和对耳轮下脚3部分组成。对耳轮上有根、踝、趾、膝、髋、坐骨神经、交感、臀、腹、腰骶椎、胸、胸椎、颈、颈椎反射区。

（4）三角窝　对耳轮上、下脚与相应的耳轮之间所构成的三角形凹窝。三角窝上有角窝上、内生殖器、角窝中、神门、盆腔反射区。

（5）耳屏　又称为耳珠。为耳廓前缘的瓣状凸起部分，同外耳道相齐平，宛如其屏障。耳屏上有上屏、下屏、外耳、屏尖、外鼻、肾上腺、咽喉、内鼻、屏间前反射区。

（6）对耳屏　对耳轮下部弯向前方的隆起部分，前方与耳屏相对。对耳屏上有屏间后、额、颞、枕、皮质下、对屏尖、缘中、脑干反射区。

（7）耳甲艇　又称为耳甲窝，为耳轮脚以上的耳腔部分。耳甲艇上有口、食道、贲门、胃、十二指肠、小肠、大肠、阑尾、艇角、膀胱、肾、输尿管、胰胆、肝、艇中反射区。

（8）耳甲腔　耳轮脚以下的耳腔部分。耳甲腔上有脾、肺、心、气管、三焦、内分泌反射区。

（9）耳垂　耳廓下部无软骨的皮垂。耳垂前沟：耳垂与面部之间的浅沟。耳垂上有牙、舌、颌、垂前、眼、内耳、面颊、扁桃体反射区。

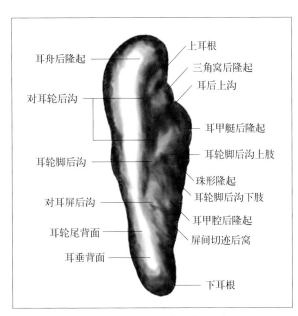

图3-1-2　耳廓反射区背面分区示意图

2.耳廓反射区背面分区（图3-1-2）

耳廓背面的解剖部位有3个面、4个隆起、5个沟。一般在耳廓前面隆起的，其相应的背面则凹陷；在耳廓前面凹陷的，其相应背面则隆起。

（1）3个面分别是耳轮背面、耳轮尾背面、耳垂背面。

（2）4个隆起分别是耳舟后隆起、三角窝后隆起、耳甲艇后隆起、耳甲腔后隆起。

（3）5个沟分别是对耳轮上脚沟、对耳轮下脚沟、对耳轮沟、耳轮脚沟、对耳屏沟。

3.耳廓标准耳穴定位示意图（图3-1-3）

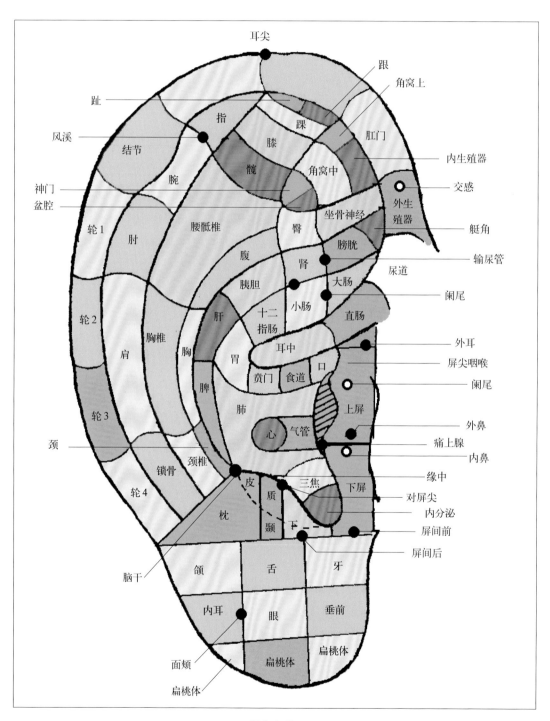

图 3-1-3

二、望耳廓形色诊病

（一）望耳廓色泽诊病

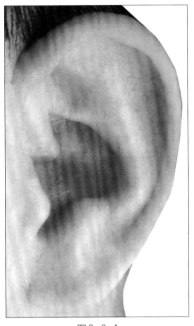

图 3-2-1

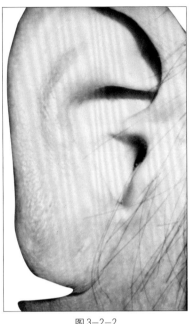

图 3-2-2

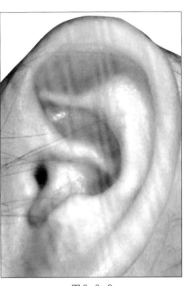

图 3-2-3

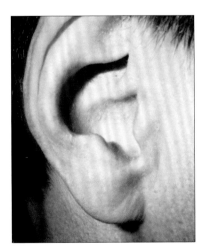

图 3-2-4

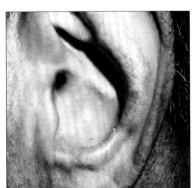

图 3-2-5

1.耳廓红润　是指两耳红润，无分泌物者。为先天肾精充足之故，为健康之象。其色红赤，则为心、肺积热或肝胆湿热及外感热毒所致（图 3-2-1）；色微红者，多由阴虚火动所致。

2.耳廓色白　是指两耳色白而薄者。其色淡白（图 3-2-2），说明气虚，常见于经受风寒或寒邪直中之候；其色㿠白的，多见于血虚、血脱之证；耳廓薄而白的，为肾败之候，多见于垂危病；耳廓厚而白的，为气虚有痰之证。

3.耳廓色黄　是指两耳色黄或晦黄色者。耳部黄色过盛，说明黄疸病（图 3-2-3），且常伴见舌苔黄腻，耳、目、肌肤俱见黄染。

4.耳廓色青　是指两耳局部或全部色青（图 3-2-4）。耳见青黑为痛，多见于剧痛患者，为肾水不足或肾水寒极生火之故。其色青紫者，多主惊痫、热邪或风寒入腹挛痛。

5.耳廓色黑　是指两耳耳轮乃至全耳均见色黑者（图 3-2-5）。纯黑者，为肾气将绝，也见于肾病实证；浅黑者，为肾病虚证；耳轮干枯焦黑者，多为肾水亏极之征，可见于温病后期，肾阴久耗及下消之证候；焦枯垢泥者，则其病在骨。

总而言之，耳廓颜色是以鲜明润泽为吉，沉浊晦暗为凶；其色晦者，常为久病，属难治；其色明者，则为新病，属易治。

(二) 望耳廓形态诊病

望耳廓形态诊病，是指对耳廓的厚薄程度、耳道的形态变化以及耳部纹理状况的各种不同改变以进行诊察、判断的一种望诊方法。

1. 耳形与禀赋的关系 耳形与禀赋确实有一定的联系，如《灵枢·本脏篇》曰："黑色小理者，肾小，粗理者，肾大，高耳者，肾高，耳后陷者，肾下，耳坚者，肾坚；耳薄不坚者，肾脆。"上述理论虽还未被现代科学所完全证实。但目前已知，其两侧肾脏极像尚未完全发育的婴儿，的确其耳廓较为低位，前倾者，则软骨发育不良；先天性多发性骨发育障碍病者，则其耳廓上缘之位置低于眼睛水平以下。

2. 耳厚且大 耳廓外形宽大厚实，耳垂肥厚下垂，且大于一般常人者，称为"耳厚且大"。是形体壮盛的一种具体表现，说明禀赋较足，营养较好，形气充足，主长寿（图3-2-6）。

3. 耳薄且小 耳廓瘦小而菲薄，耳垂薄小而无法下垂，且小于一般常人者，称为"耳薄且小"。是形体虚弱的一种具体表现，说明禀赋不足，营养不充，肾气亏虚，主其夭寿。其耳薄小，且见或黑或白或青者，则为肾败之征象（图3-2-7）。

4. 耳肿 耳廓全部或局部肿胀者，称为"耳肿"（图3-2-8）。为邪气实盛之故，多为少阴相火上攻之时，亦可见于阳明蕴热或上焦风热。

5. 耳瘦萎缩 耳廓渐变瘦小而干枯萎缩，失其润泽或晦干且皱薄者，称为"耳瘦萎缩"（图3-2-9）。为肾气竭绝之证，当属危重证候。

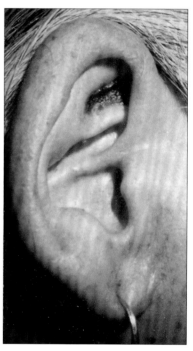

图3-2-6

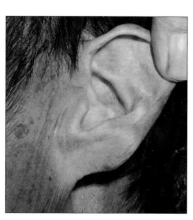

图3-2-7

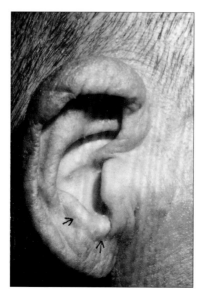

图3-2-8

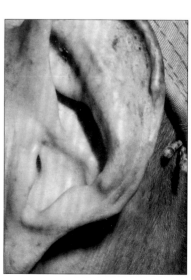

图3-2-9

6.**耳轮甲错** 耳轮皮肤粗糙、干燥，呈鳞甲状者，称为"耳轮甲错"（图3-2-10）。常为久病血瘀或为肠痈（阑尾炎）所致。

7.**招风耳** 耳廓较正常耳外展者，称为"招风耳"（图3-2-11）。双侧性者，可见于正常人，或见于早老症患者；单侧性者，可能因外伤所致，或耳后乳突区有炎性肿胀、囊肿等病变，以致耳廓外推所致。

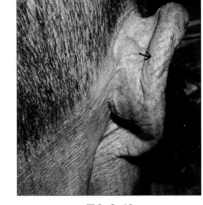

图3-2-10

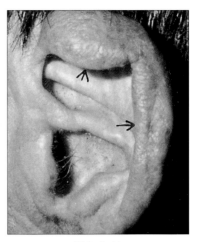

图3-2-11

8.**视望耳络** 观察耳轮间出现的青脉（络脉）可诊断小儿疼痛症，疼痛部位的不同，其耳络出现的位置亦有所不同。如腿痛者，耳络多起于坐骨和臀点等，并向外上方扩展至膝、踝等处；兼有小便不利带痛者，耳络分布在耳轮棘上缘、耳针外生殖器尿道点处；蛔虫腹痛者，耳络起点大多在小肠点，向外上方扩展至腹上、下处。

9.**望耳道分泌物** 是指对耳道分泌物的色、质、量进行望诊的一种方法。对耳道分泌物进行望诊时，要着重观察分泌物的颜色。脓液来自耳内，量较多，质黏稠成脓性，耳道不红不肿或有微痛者，称为"脓耳"；流黄脓者，称为"聤耳"；流白脓者，称为"缠耳"；流红色脓液者，称为"耳风毒"；流脓恶臭，且色黑者，称为"耳疳"；流清稀脓液者，称为"震耳"。

10.**望耳诊察伤痛** 耳壳上出现紫色或鲜红色样斑点或丝状红筋，且压之不散者，称为"诊伤痛耳征"（图3-2-12）。该征若显露于右耳时，提示右侧半身有伤痛；显露于左耳时，提示左侧半身有伤痛；显露于耳壳上半部者，提示背部有伤痛；显露于耳壳下半部者，提示胸部有伤痛；耳的上项处见出现红色或黑色向外扩散的点者，提示左腋下有伤痛；耳垂处见出现黑色或白色点者，提示腋下有伤痛。

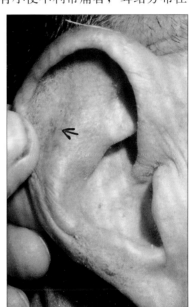

图3-2-12

（三）观察耳廓阳性反应物诊断病症

耳廓阳性反应物是在耳廓皮肤上出现丘疹、脱屑、变色、变形、血管变化等色泽形态上的各种改变。

1.**丘疹反应** 常见点状丘疹和水疱样丘疹，常高出于周围皮肤（图3-2-13）。从丘疹的颜色来分，则可分为白色丘疹或白色丘疹边缘有红晕，红色丘疹及暗灰色丘疹等。上述丘疹形似鸡皮疙瘩，数目多少不等。丘疹反应常见于急、慢性器质性疾病、过敏性疾病、皮肤病等。

（1）丘疹呈米字样排列改变的，多见于心律不齐、房室传导阻滞等疾患。

（2）丘疹呈扁平、密集状改变，形似蚕子样的，常见于结节样痒疹等疾患。

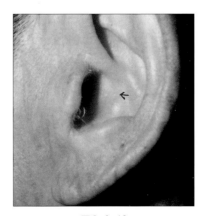

图3-2-13

（3）丘疹呈白点状或聚集样改变的，常见于胆囊结石、支气管炎、腹泻等疾患。

（4）丘疹呈暗褐色改变，形似鸡皮疙瘩的，则常见于神经性皮炎等疾患。

2.脱屑反应 脱屑常呈白色糠皮样或呈鳞状，一般不易擦去（图3-2-14）。脱屑反应常见于皮肤病、带下病、吸收功能低下以及内分泌功能紊乱等疾患。

（1）全耳廓均见脱屑的，常见于银屑病（牛皮癣）、脂溢性皮炎等疾患。

（2）食管、贲门处见出现脱屑的，常见于吸收代谢功能低下、消化不良等疾患。

（3）过敏区、肺区见出现脱屑的，常见于各种皮肤病，如脂溢性皮炎等疾患。

（4）其相应部位见出现鳞片状脱屑的，常见于鱼鳞病。

（5）三角窝内见出现脱屑的，则常见于妇科炎症、带下病等疾患。

3.变色反应 耳廓的常见变色反应有红色反应、白色反应、灰色反应、深褐色反应等多种。

（1）红色反应：常见的有鲜红、淡红、暗红色等多种，可呈点状、片状、不规则状等反应（图3-2-15）。鲜红者，多见于疼痛类疾病以及急性病症；淡红、暗红色者，则见于病史较长的患者，或疾病的恢复期时。如头晕患者，在晕区可呈片状凹陷样红润；子宫颈炎伴有带下症的妇女患者，三角窝区可见大片状红色反应并伴有脱屑；急性腰痛患者，可在肾区见出现片状红润。

（2）白色反应：可见不规则样片状白色隆起，光泽发亮，片状呈苍白或中央呈片状白色，边缘有红晕围绕，亦可见片状白色中间呈小点片状样不规则红润（图3-2-16）。白色反应多见于慢性疾患；点状白色边缘有红晕，则多为慢性疾病急性发作。如慢性浅表性胃炎患者，其胃区则呈片状不规则白色反应；风湿性心脏病患者，其心区呈片状白色，边缘有红晕存在；腹胀、腹水患者，可在腹胀区或腹水点处见白色反应存在。

（3）灰色反应：常见者有淡灰、暗灰、灰色、如蝇屎色等多种灰色（图3-2-17）。灰色多见于肿瘤病和陈旧性疾病。如为肿瘤患者，则在其相应部位及肿瘤特异区Ⅱ，呈灰色似蝇屎状反应，按压时可见出现退色。

（4）深褐色反应：慢性病变，在病痊愈后，相应的耳穴上呈色素加深改变，似色素沉着

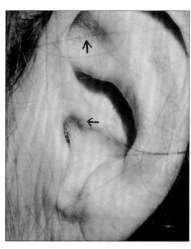

图3-2-14

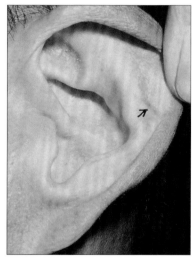

图3-2-15

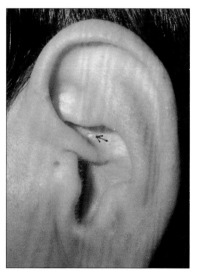

图3-2-16

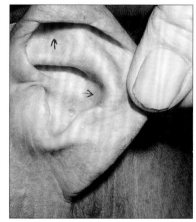

图3-2-17

反应者，称为"深褐色反应"（图3-2-18）。如神经性皮炎患者，在患病的相关耳穴上，可见色素与纹理加深，皮肤干燥而粗糙；如乳腺癌患者，作根治术后，在耳穴乳腺区，可见其深褐色反应。

4.**变形反应**　即在患病的相关耳穴，出现隆起的水肿、凹陷，或呈片状隆起并伴有点片状或线状凹陷等征象的，称为"变形反应"。变形反应常见于慢性器质性疾病。其线状凹陷，又称为"耳褶征"。

（1）隆起反应：常见的有结节状，小似芝麻，大如绿豆状硬结，高出于皮肤之上；或呈链珠状，3～5个结节状硬结连在一起，高出于皮肤之上；或见片状、条片状、条索状隆起（图3-2-19）。如为结节状圆形隆起者，则常见于各种头痛；如为链珠状隆起者，则常见于肥大性脊椎炎；如为条索状隆起者，则多为关节疼痛；如为片状隆起者，则常见于腹胀，如为条片状隆起者，则多见于肩背肌纤维组织炎。

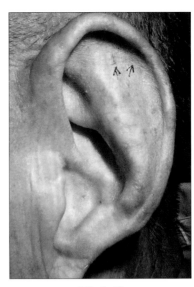

图3-2-18

（2）凹陷反应：常见的可有点状、片状、线状等凹陷反应（图3-2-20）。如见点状凹陷的，则常为耳鸣、散光等病症；如见片状凹陷的，则多为胃、十二指肠溃疡病；如见线状凹陷的，则多为冠心病、耳鸣、耳聋、缺齿等病症。

（3）见点状、片状隆起，伴有点、片状凹陷或线状凹陷的，则常为屈光不正。

（4）见耳穴粗糙不平、增厚或似皱褶者，常见于皮肤病患者。

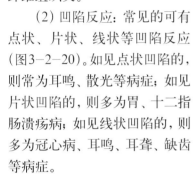
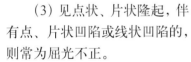

图3-2-19

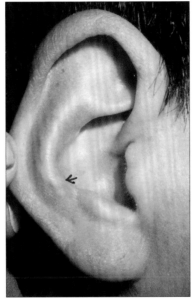

图3-2-20

5.**血管形态的变化**　耳穴血管的形态变化，最常见于血管扩张、扭曲，且呈网状、条纹状、海星状、弧状、蝌蚪状或鼓槌状等，其色泽多为鲜红色、暗紫色和暗灰色等多种。耳穴的各种血管变化常见于心、脑血管疾病，急性炎症性疾病和急性出血性疾病等。

（1）血管扩张：可呈条段状或扇叶状（图3-2-21）。条段状者，常见于支气管扩张症、各种关节痛等病症；扇叶状者，常见于腰腿痛、消化性溃疡等疾患。色泽鲜红者，多为痛性病症或急性疾患；色泽紫暗者，或所患疾病已愈，或正在恢复之中。

（2）血管中断：血管主干充盈扩张，其中间呈条段状中断的，称为"血管中断"（图3-2-22），常见于心肌梗死。

（3）血管网状改变：血管呈网状改变的，称为"血管网状改变"（图3-2-23），常见于急性炎症性疾患，如咽喉炎、扁桃体炎、乳腺炎等病症。

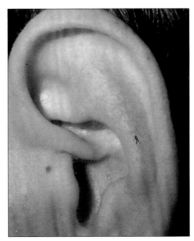

图3-2-21

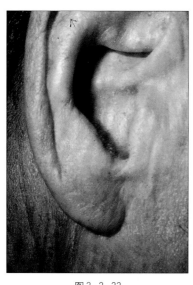
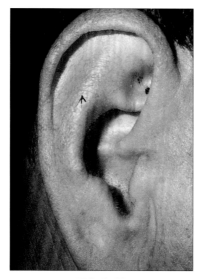
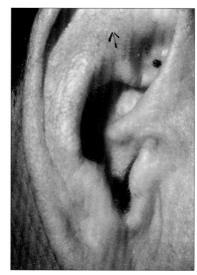

图 3-2-22　　　　　　　　　　图 3-2-23　　　　　　　　　　图 3-2-24

（4）血管扭曲改变（图3-2-24）：血管扭曲改变呈海星状的，多见于溃疡病；呈环球状、弧状的，多见于风湿性心脏病（风心病）；呈蝌蚪状、鼓槌状的，多见于冠状动脉硬化性心脏病（冠心病）；呈梅花状的，多见于肿瘤病。

（5）耳褶征：又称为"耳垂皱褶"或"冠心沟"。是指从耳屏间切迹外伸到耳垂边缘的一条斜线状皱褶痕（图3-2-25）。耳褶征对冠心病的诊断，具有一定的参考价值。若为隐约可见的，则称"隐心沟"，可作为诊断隐性冠心病的参考依据。

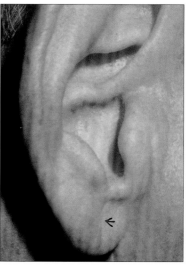

图 3-2-25

（6）阳性反应物的特征与疾病性质的对应关系常为：

①呈点片状白色、凹陷或隆起的白色丘疹，且又无脂溢及光泽的，多见于慢性器质性疾病。

②呈点片状红润或充血，片片状白色，边缘有红晕，或红色丘疹，并有脂溢及光泽的，多见于急性炎症或慢性炎症的急性发作之时。

③呈线条状圆形，白色半圆形，或暗灰色疤痕等，多见于手术及外伤后。

④呈糠皮样脱屑（一般不易擦去）、丘疹、皮肤纹理增粗、增厚，呈深褐色的，多见于皮肤病。

⑤呈结节状隆起或点片状暗灰色，或呈蝇屎状的，多见于肿瘤病。

总而言之，耳廓望诊总的原则为：其病情急性者色泽多发红，其病情慢性者色泽多发白，且呈凹陷或隆起；易擦脱屑为炎症所致，鳞状脱屑为结核性皮肤病；手术疤痕色白且呈条状月牙形，暗灰结节隆起见于癌瘤病。

（四）耳部分区望诊

耳与机体脏腑有着密切的联系。中医学认为，机体脏腑所发生的疾病，多能有规律地在耳廓的一定位置上反映出来，亦即反应点。人们为了记述的方便，将这些反应点命名为耳穴。按照生物全息论的观点，当机体或脏腑发生疾病时，在耳廓相应部位就会出现各种阳性反应，在耳的表面皮肤的特定部位或区域出现相应的变化或反应点。

望诊方法：耳廓分区望诊是要讲究一定方法的。《百病耳压诊治秘诀》等书中有较为详细的记载，具体方法如下。

1.**耳廓心区望诊** 心区有红晕，或为黯红，或为黯黑色（图3-2-26），临床上多为冠心病、心肌梗死、心绞痛等血瘀证患者；心区出现皱褶样圆圈，其中心有光泽或有点片状白色物质，说明心律不齐、失眠、风湿性心脏病信号。

2.**耳廓肝区、胆区望诊** 肝区、胆区出现色素沉着，表面粗糙，或有丘疹，或其隆起处有结节，或其片状白色上面布有点状红晕（图3-2-27），临床则多见于肝炎、胆囊炎等病患；肝区（穴）有一种圆形或椭圆形的结节，且大小不等，其直径在0.1~1.0厘米之间，有色素沉着，多呈淡褐色或深棕色，临床则多见为肝癌患者，约占93%；肝区有点状红晕、中心白色者，多为急性肝炎；肝区呈白色片状隆起，多为肝大信号。

3.**耳廓脾区、胃区望诊** 胃区则呈红色或红晕，且有光泽，多为急性胃炎；胃区呈现灰色或片状白色，说明胃溃疡信号；胃区见片状白色，说明肥厚性胃炎信号；脾区可见片状白色，边缘有红晕，说明为脾大信号（图3-2-28）。

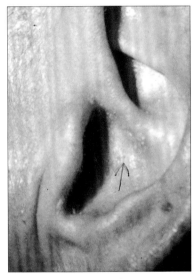
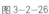

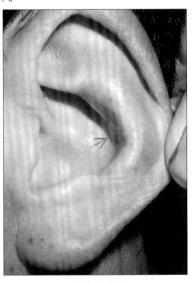

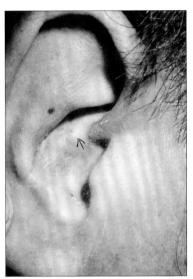

图3-2-26　　　　　　　　　图3-2-27　　　　　　　　　图3-2-28

4.**耳廓肺区（穴）、气管区望诊** 肺区、气管区见出现红色或暗红色丘疹（图3-2-29），擦之易出血，临床上以急性支气管炎患者多见，并常兼见咳逆，舌质红，苔薄黄或白等症；肺或气管区见出现白色丘疹，临床常见慢性支气管炎患者；肺区呈点状或丘疹样充血，且有光泽者，多见于肺结核活动期患者；肺区呈针尖样凹陷，多见于肺结核钙化期患者；肺区呈点状或片状白色，且边缘不清者，多见于肺气肿患者；肺区两肺间呈点状或丘疹样红晕或点状白色而边缘有红晕，且有光泽者，多见于急性肺炎患者；肺区和相应部位呈糠皮样脱屑，且一时不易擦除者，多为神经性皮炎、荨麻疹、脂溢性皮炎等病症患者。

5.**耳廓大肠区望诊** 大肠区、小肠区出现糠皮样脱落及脂溢渗出（图3-2-30），临床多见大肠病变，常有便秘或腹泻等症出现。

6.**耳廓肾区望诊** 肾区出现点状白色丘疹或呈混浊样白色反应点（图3-2-31），突出于皮肤之上，临床上以肾脏病变多见，且以肾虚者最多，并常伴见耳鸣、头晕、健忘、阳痿等症。

7.**耳廓膀胱区望诊** 膀胱区出现片状红晕或为点状白色反应物且边缘有红晕（图3-2-32），临床多为膀胱湿热型患者，且常伴见

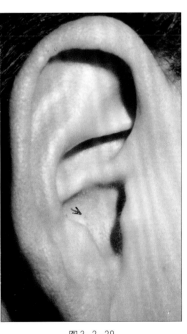

图3-2-29

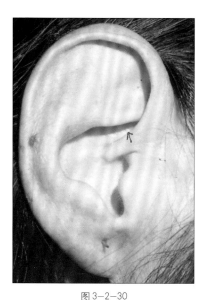
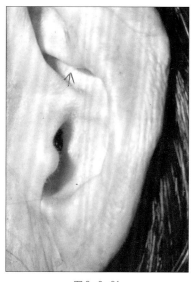
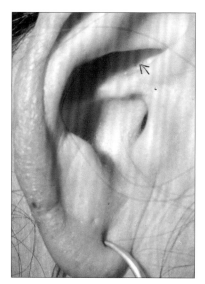

图 3-2-30　　　　　　　　　　图 3-2-31　　　　　　　　　　图 3-2-32

小便淋痛或白浊等症。

8.耳廓颈椎区望诊　颈椎区出现结节、丘疹等阳性反应物（图 3-2-33）。临床多见于颈椎病，症属筋脉拘急，经络不畅。

9.耳廓腰椎区望诊　腰椎区出现结节、丘疹等阳性反应物（图 3-2-34）。临床多见于腰椎退行性病变，症属本虚标实，筋骨不健，经络不畅。

10.耳廓阑尾区望诊　阑尾区出现点状或丘疹样充血，可能为急性阑尾炎患者；阑尾区出现点状凹陷或隆起，且呈白色或暗灰色者，可能为慢性阑尾炎患者；阑尾区呈点状白色，边缘有红晕或片状红晕者，可能为慢性阑尾炎急性发作患者（图 3-2-35）。

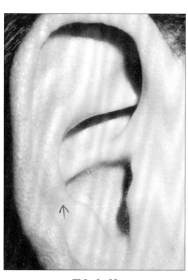
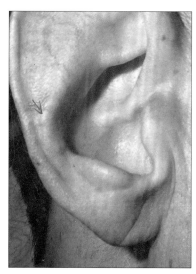
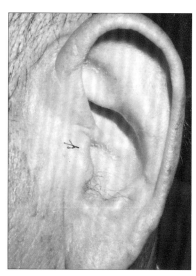

图 3-2-33　　　　　　　　　　图 3-2-34　　　　　　　　　　图 3-2-35

11.耳廓脑点、脑干、额、皮质下穴望诊　脑点、脑干、额、皮质下出现点状红晕且有光泽，多提示头痛、头晕患者，在此反应基础上，再见耳穴心区呈皱褶圆圈，降压沟上 1/3 处有点状白色，或边缘有红晕者，多为高血压症患者；在耳穴反应的基础之上，降压沟下 1/3 处见出现点状白色，或边缘有红晕者，多为低血压症患者。

12.耳廓子宫区望诊　子宫区呈点状白色或红晕，且有油脂出现者，多见于痛经的妇女；子宫区呈点状或片状白色，且无光泽者，多为月经过少或短期闭经的妇女；子宫区呈点状或丘疹样充血，常为月经及白带过多的妇女。

13.耳廓痔核点望诊 痔核点、直肠下段呈点状或片状白色，且边缘有红晕者，多见于痔疮患者；痔核点、肛门穴呈点状白色，边缘可见齿轮状红晕，有少数见点状红晕，且呈放射状者，多为肛裂患者。

三、望耳诊断常见疾病

（一）病毒性肝炎（肝炎愈后综合征）

（1）肝穴区有结节或赘生物（图3-3-1），提示病毒性肝炎信号。

（2）肝穴区和腹腔穴区有较细的、青紫色的毛细血管，提示病毒性肝炎信号。

（3）肝穴区有结节或隆起样改变（图3-3-2），提示肝炎愈后综合征信号。

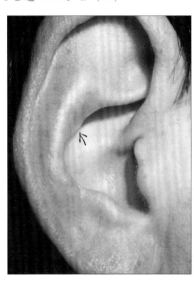 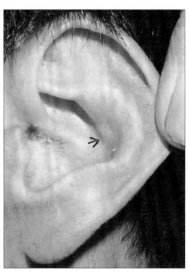

图3-3-1 图3-3-2

（二）流行性感冒

在神门穴区、枕与对屏尖穴区之间，可见点状或小片状红晕或见小血管充盈等阳性反应（图3-3-3），提示流行性感冒信号。

（三）肺结核

（1）肺穴区常可见脱屑，在肺穴区或其耳背面的对应区域，可触及到或见到粟米粒大小的小结节，提示肺结核信号。

（2）在结核点（脑干穴区与心穴区之间）常可见点状充血或粟米粒样大小的小结节（图3-3-4），提示肺结核信号。

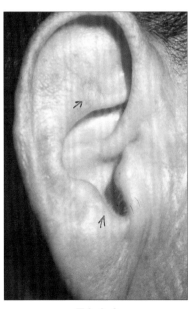 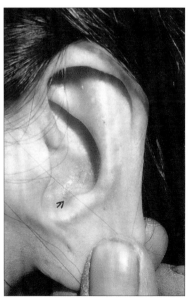

图3-3-3 图3-3-4

（四）急性气管炎及支气管炎

气管穴区常可见红斑或红点（图3-3-5）；肺穴区见点状或小片状红色或充血等阳性反应，提示急性气管炎及支气管炎信号。

（五）慢性支气管炎

（1）气管穴区可见丘疹样或点状白色样或黯红色隆起样改变，提示慢性支气管炎信号。

（2）肺穴区多见点状或小片状白色；少数患者在脾穴区亦可见点状或小片状白色，发作时其边缘可出现红晕（图3-3-6），提示慢性支气管炎信号。

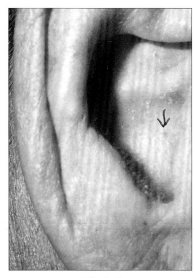

图3-3-5

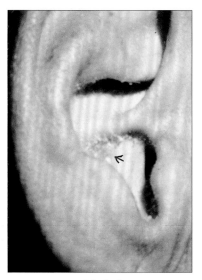

图3-3-6

（六）支气管哮喘（支气管扩张）

（1）在肺穴区及其前1/3处，可见点状或片状，白色或红色的小点或斑点，但界限不很清晰，提示支气管哮喘信号。

（2）在气管、肺穴区多可见点、片状白色；部分患者在肾穴区、风溪穴区出现点、片状白色，边缘有红晕（图3-3-7）；亦有部分患者在风溪穴区出现脱屑，提示支气管哮喘信号。

（3）气管穴区可见细小的毛细血管，并呈扩张状改变，提示支气管扩张信号。

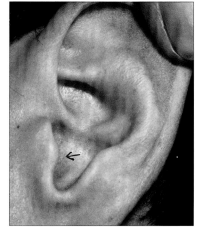

图3-3-7

（七）胃炎

（1）胃穴区可见点、片状红晕，且有光泽（图3-3-8），提示胃炎信号。

（2）左耳胃穴区可触及增生性软骨（图3-3-9），提示慢性浅表性胃炎信号。

（3）在胃穴区可见点、片状白色隆起改变，提示慢性萎缩性胃炎信号。

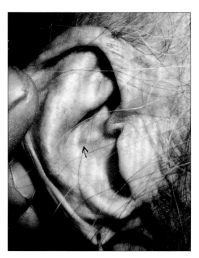

图3-3-8

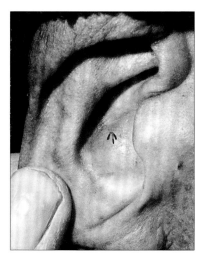

图3-3-9

（八）胃溃疡及十二指肠溃疡

（1）在左耳胃穴区的耳背对应处，可见粟米粒样大小的赘生物，提示胃溃疡信号。

（2）在十二指肠穴区可见出现小片状凹陷，其色红油润或黯红失润（图3-3-10），提示十二指肠溃疡信号。

（九）痔疮

（1）在痔点、肛门穴区可见出现点、片状白色，边缘有红晕，其界限不清（图3-3-11），提示痔疮信号。

（2）在肛门、直肠穴区多点、片状白色，边缘有红晕，少数呈点片状黯灰色，压之可退色，提示痔疮信号。

（十）腹泻

（1）急性腹泻患者，在大肠、小肠穴区有点、片状充血，红润，且有光泽和脂溢（图3-3-12）。

（2）慢性腹泻患者，在大肠、小肠穴区可见点，片状黯红色或丘疹，病程较长的患者可见有凹陷改变。

（十一）便秘

在大肠、小肠穴区常可见点、片状白色或丘疹，有皱褶；或出现糠皮样脱屑（图3-3-13），提示便秘信号。

（十二）脂肪肝

肝穴区常可见片状隆起或结节状突出（图3-3-14），提示脂肪肝信号。

（十三）肝硬化（肝病后肝肿大）

（1）肝穴区常可见结节状隆起；肝穴区结节边缘处常呈黯红色改变；肝穴区结节边缘处的界限较为清晰（图3-3-15），提示肝硬化信号。

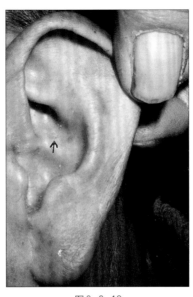
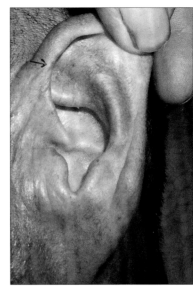

图3-3-10　　　　　　　　图3-3-11

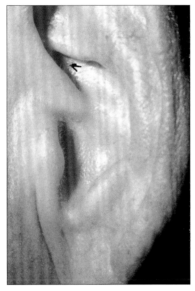
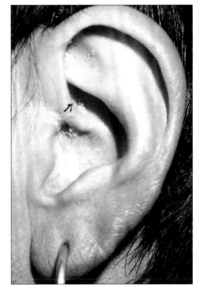

图3-3-12　　　　　　　　图3-3-13

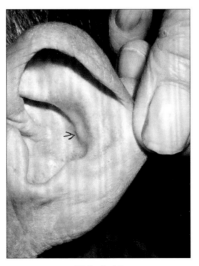
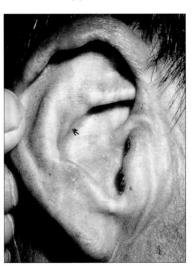

图3-3-14　　　　　　　　图3-3-15

（2）在肝穴区和肝阳穴区，皆可见结节状隆起，提示肝硬化信号。

（3）在肝穴区可见条片状隆起，且隆起的边缘处界限清晰，提示肝病后肝肿大信号。

（十四）胆囊炎（胆石症）

（1）胰胆穴区对应的耳背部处，常可见点、片状充血或红晕，且有光泽，提示胆囊炎信号。

（2）胰胆穴区可见一条充盈扩张的毛细血管，提示胆囊炎信号。

（3）慢性胆囊炎：病程在10年以内的患者，在胰胆穴区可见出现粟米粒样大小的结节（图3-3-16），提示胆囊炎信号。

（4）急性胆囊炎：在胰胆穴区、十二指肠穴区常可见出现点、片状充血或红晕，且有光泽，提示胆囊炎信号。

（5）在胰胆穴区可见出现粟米粒至绿豆粒样大小的结节（图3-3-17），提示胆石症信号。

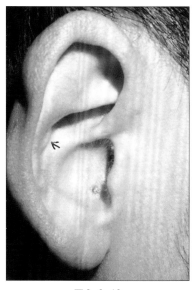
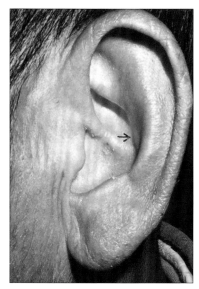

图3-3-16　　　　　　　　　图3-3-17

（十五）胆囊息肉样病变

胰胆穴区赘生物的大小与胆囊息肉的大小常成正比关系。赘生物大者，其息肉亦大；赘生物小者，其息肉亦小（图3-3-18），提示胆囊息肉样病变信号。

（十六）风湿性心脏病

在心穴区可见点状白色，边缘则呈黯红色改变；或呈丘疹样黯红色改变，且其边缘界限常不很清晰，常可见光泽（图3-3-19），提示风湿性心脏病信号。

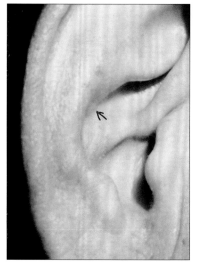
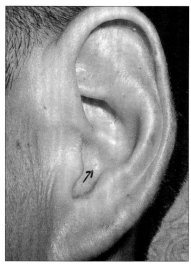

图3-3-18　　　　　　　　　图3-3-19

（十七）慢性肺源性心脏病

在心、肺穴区常可见紫黯色或红色的斑点或斑块（图3-3-20），提示慢性肺源性心脏病信号。

（十八）病毒性心肌炎

在心穴区可见脱屑改变或粟米粒样大小的结节（图3-3-21），提示病毒性心肌炎信号。

中医望诊 彩色图谱

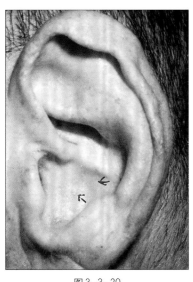
图3-3-20

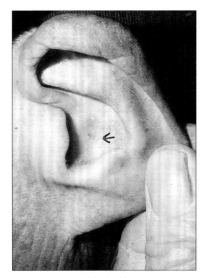
图3-3-21

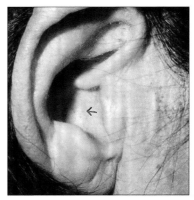
图3-3-22

（十九）心绞痛

（1）在心穴区血管形态常见海星状、弧状、环状、条段状、点状及蝌蚪状等改变，其色红或黯红或黯灰等（图3-3-22），提示心绞痛信号。

（2）在耳垂部可见明显而清晰的耳褶征（图3-3-23），提示心绞痛信号。

（3）在心穴区并常可见圆形、半圆形或条状红晕，边缘清晰或不清晰，提示心绞痛信号。

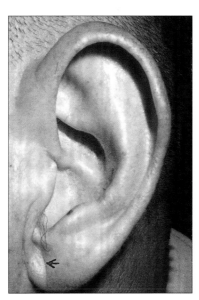
图3-3-23

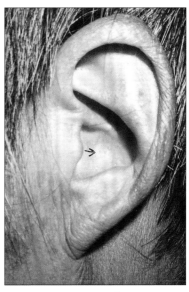
图3-3-24

（二十）心肌梗死（隐性冠心病）

（1）急性发作期，在心穴区常可见点状或小片状充血或红晕，提示心肌梗死信号。

（2）缓解期，在心穴区常可见点状或小片状黯红色或棕褐色改变（图3-3-24），提示心肌梗死信号。

（3）几乎所有的患者，耳垂部耳褶征清晰而明显（图3-3-24），提示心肌梗死信号。

（4）在心穴区可见圆形、半圆形或条状红晕，边缘清晰或不清晰，提示心肌梗死信号。

（5）耳垂部耳褶征隐约可见，但不见明显；或见纹路不相沟通，提示隐性冠心病信号。

（二十一）心律失常

（1）窦性心动过速：在一般情况下，心穴区常可见龟裂状改变。当症状发作时，则多见出现黯红色改变，提示心律失常信号。

（2）窦性心动过缓：在心穴区常可见环形皱褶，提示心律失常信号。

53

（3）在心穴区多见圆形皱褶，内有小点状或小片状白色反应；亦有部分患者，可见凹陷或皱褶等阳性反应（图3-3-25），提示心律失常信号。

（二十二）脑血栓形成

（1）耳垂部可见耳褶征，提示脑血栓形成信号。

（2）皮质下穴区的肤色可见黯灰色改变，且无光泽（图3-3-26），提示脑血栓形成信号。

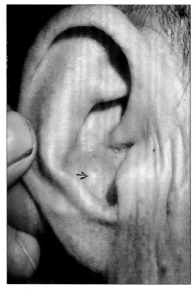

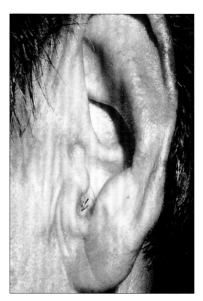

图3-3-25　　　　　　　　　图3-3-26

（二十三）脑出血

（1）耳垂部可见耳褶征（图3-3-27），提示脑出血信号。

（2）在脑点、脑干穴区，皮质下穴区上1/3处，可见红点或红斑，且界限不清晰（图3-3-28），提示脑出血信号。

（3）在心穴区可见环形皱褶纹及光泽，提示脑出血信号。

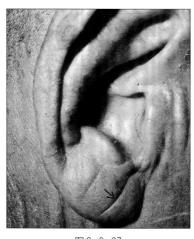

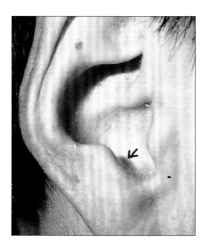

图3-3-27　　　　　　　　　图3-3-28

（二十四）脑动脉硬化症（冠状动脉供血不足）

（1）心穴区可见环形皱褶纹（图3-3-29），提示脑动脉硬化症信号。

（2）耳垂部可见耳褶征，提示脑动脉硬化症信号。

（3）耳垂部可见耳褶征，提示冠状动脉供血不足。

（4）心穴区可见环形皱褶纹；心穴区可见细小扩张的小血管（图3-3-30），均提示冠状动脉供血不足信号。

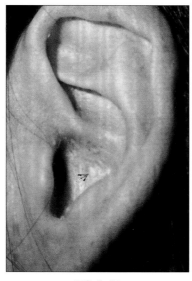

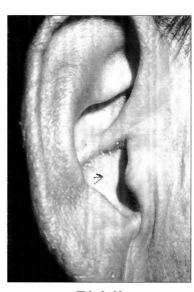

图3-3-29　　　　　　　　　图3-3-30

(二十五) 原发性高血压

（1）耳垂部可见既圆厚又肥大，并见出现耳褶征（图3-3-31），提示原发性高血压信号。

（2）心、肝、肾等穴区多可见出现红晕，或见圆点状白色，边缘有红晕（图3-3-32）；心穴区可见圆形皱褶；肝穴区可见小块状隆起，提示原发性高血压信号。

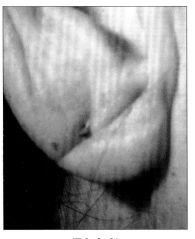
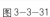

图3-3-31

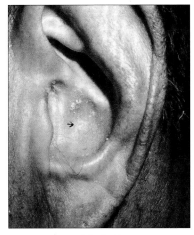

图3-3-32

(二十六) 类风湿性关节炎

各关节穴区，如颈椎、胸椎、腰骶椎、髋、膝（图3-3-33）、踝、跟、趾、指、腕、肘、肩、锁骨（图3-3-34）等关节穴区，可见有高低不平的、较为明显的结节。且整个耳部呈干硬表现，且不易被揉软，提示类风湿性关节炎信号。

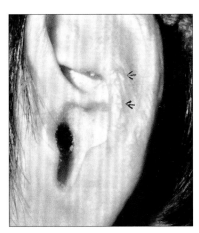

图3-3-33

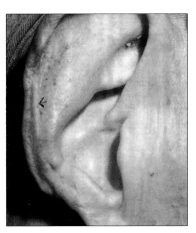

图3-3-34

(二十七) 女性更年期综合征

（1）腹穴区内的毛细血管浮越而明显（图3-3-35），提示女性更年期综合征信号。

（2）内分泌穴区或其附近区域可见小结节等增生性改变（图3-3-36），提示女性更年期综合征信号。

（3）在肾、内分泌、内生殖器穴区可见皱褶，其色呈黯红色改变，提示女性更年期综合征信号。

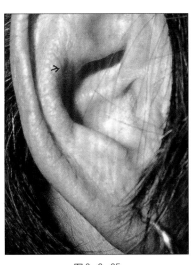

图3-3-35

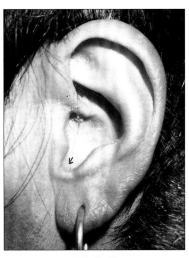

图3-3-36

（二十八）糖尿病

（1）症状期：在内分泌穴区、胰胆穴区可见红色斑点或片状色斑（图3-3-37）。其色越红者，揭示病情越严重。斑点或片状色斑的红变程度与病情的轻重常成正比关系，提示糖尿病信号。

（2）无症状期：在胰胆穴区、内分泌穴区可见肿胀改变，色稍白（图3-3-38），提示糖尿病信号。

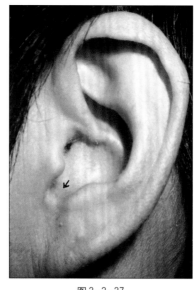

图3-3-37

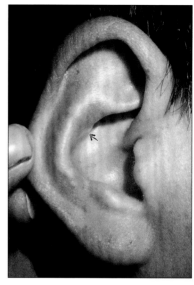

图3-3-38

（二十九）神经衰弱

（1）在心穴区可见圆形皱褶（图3-3-39），提示神经衰弱信号。

（2）枕或垂前穴区可见点、片状白色改变（图3-3-40），提示神经衰弱信号。

（3）在肾穴区可见出现点片状白色改变，提示神经衰弱信号。

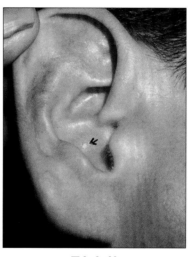

图3-3-39

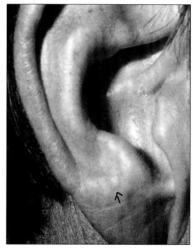

图3-3-40

（三十）头痛

（1）全头痛：在额穴区、颞穴区、枕穴区以及枕穴区下方处，均可见出现片状红晕，并有隆起改变（图3-3-41）。在头痛的反应部位处，可见片状增厚，且有压痛。

（2）头顶痛：①在枕穴区及其下方处，可见隆起改变（图3-3-42）。②在枕穴区或其下方处，可见点状或片状红点或红晕。③或在枕穴区点、片状边缘处，有红晕出现。

（3）前头痛：在额穴区可见点、片状红晕；或点状白色边缘

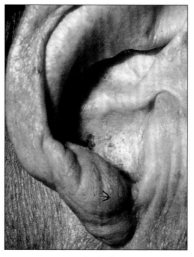

图3-3-41

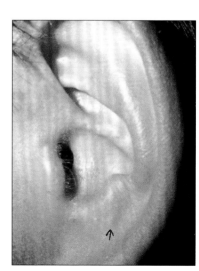

图3-3-42

处可见红晕。病程较长，症状反复发作者，①额穴区可见圆形隆起改变；②心穴区常见皱褶，并见光泽（图3-3-43）。

（4）偏头痛：在颞穴区可见点、片状红晕或点状白色，且其边缘处可见红晕（图3-3-44）；也可见点状或片状隆起改变。心穴区可见皱褶，并见光泽。

（5）后头痛：枕穴区常见点、片状红晕；或点片状白色边缘处，可见红晕；亦可见突出隆起改变（图3-3-45）。

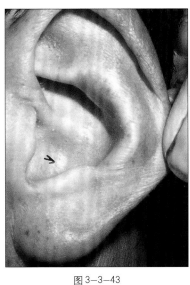
图3-3-43

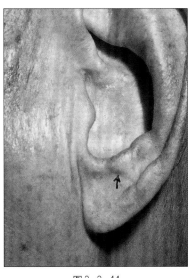
图3-3-44

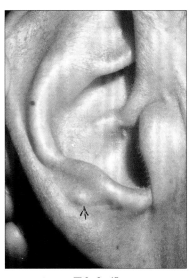
图3-3-45

（6）在枕、颞、额穴区，可见阳性反应。①肝胃蕴热型头痛者，可见毛细血管怒张；或毛细血管呈网状充血反应。②风邪侵入型头痛者，可见点状红晕，边缘不清，并见光泽。③虚证型头痛者，可见出现小片状白色反应，且边缘可见出现红晕。

（三十一）面神经炎

（1）急性期：在面颊区可见点状或小片状红晕（图3-3-46）；或毛细血管充血扩张。
（2）静止期：在面颊区可见点状或小片状白色，边缘可见黯红晕（图3-3-47）。
（3）恢复期：在面颊区可见皱褶，并（或）稍见出现浮肿（图3-3-48）。

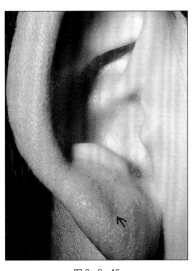
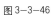
图3-3-46

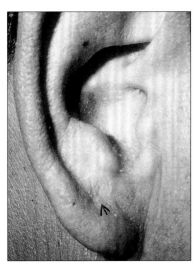
图3-3-47

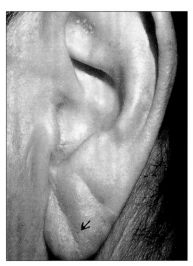
图3-3-48

57

（三十二）肋间神经炎

在胸、胸椎穴区可见点、片状红晕；或在穴区可见毛细血管充盈（图3-3-49）。随其疼痛程度的减轻，其红色亦逐渐变成灰黯色，提示肋间神经炎信号。

（三十三）坐骨神经痛

在坐骨神经穴区，可见点状或小片状白色，边缘有红晕；或可见丘疹，且丘疹边缘处还可见出现黯红色改变。疼痛严重者，可见点状或小片状红晕，并出现光泽。有时亦可在臀穴区见上述阳性反应（图3-3-50），提示坐骨神经痛信号。

（三十四）肾病综合征

（1）肾穴区可见片状淡红晕（图3-3-51），提示肾病综合征信号。

（2）肾病综合征病程较长者，肾穴区可见点、片状增厚。

（三十五）泌尿系感染

（1）慢性肾盂肾炎：在肾穴区可见阳性反应（图3-3-52）。

（2）输尿管急、慢性感染：在输尿管穴区可见阳性反应。

（3）膀胱有急、慢性感染：在膀胱穴区可见阳性反应（图3-3-53）。

（4）尿道急、慢性感染：在尿道穴区可见阳性反应（图3-3-54）。

（5）肾盂、膀胱均有急、慢性感染：在肾、膀胱穴区范围皆可见阳性反应。

（6）肾盂、输尿管、膀胱均有慢性感染：在肾、输尿管、膀胱穴区，皆可见结节（图3-3-55）。

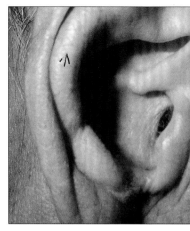
图3-3-49

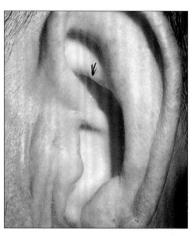
图3-3-50

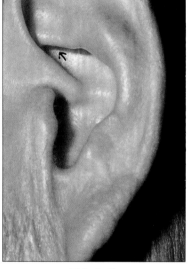
图3-3-51

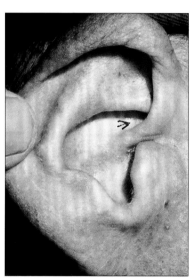
图3-3-52

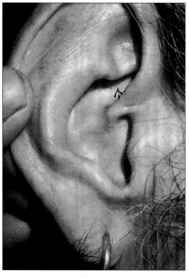
图3-3-53

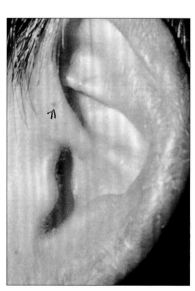
图3-3-54

（三十六）慢性前列腺炎

在艇角（前列腺）穴区可见脱屑或小结节（图3-3-56），提示慢性前列腺炎信号。

（三十七）遗尿症

在肾、膀胱或肝穴区，多可见阳性反应。①肾气不足型者，在肾、膀胱穴区，可见点、片状白色或黯灰色（图3-3-57）。②肝胆火旺型者，在肝穴区可见点状红晕，且有光泽，提示遗尿症信号。

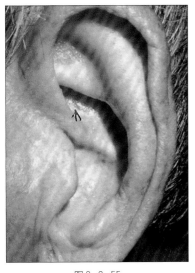
图3-3-55

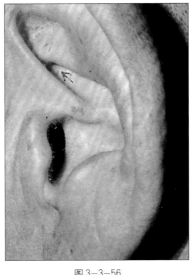
图3-3-56

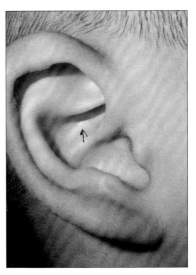
图3-3-57

（三十八）月经不调

（1）根据月经不调的不同类型，在内生殖器穴区可见各种不同的阳性反应。①一般患者常可见点、片状红晕；或可见脂溢性脱屑（图3-3-58）；或可见小丘疹；或可见小丘疹、黯红色红晕等混合性改变。②部分患者还可见小血管呈网状扩张改变，提示月经不调信号。

（2）在内分泌穴区，可见点状或小片状黯红色改变（图3-3-59），提示月经不调信号。

（3）在肾穴区，可见点状或小片状淡红色或白色改变（图3 3 60），提示月经不调信号。

（4）月经过多的妇女：行经期间，在内生殖器穴区可见鲜红色改变。行经前，整个三角窝区域可见血泡样改变，提示月经不调信号。

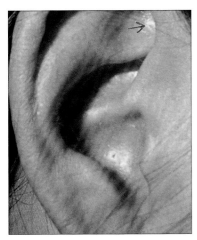
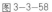
图3-3-58

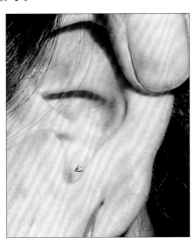
图3-3-59

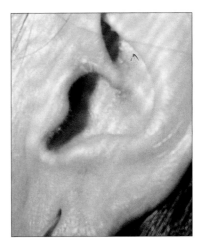
图3-3-60

（三十九）乳腺囊性增生病

（1）在胸椎穴区两侧周围处，常可见白点，且其白点边缘处，常可见红晕或黯灰色改变（图3-3-61），提示乳腺囊性增生病信号。

（2）胸椎穴区两侧周围处，或可见条索状或结节状隆起改变（图3-3-62），提示乳腺囊性增生病信号。

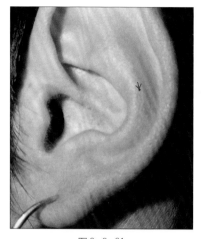

图3-3-61

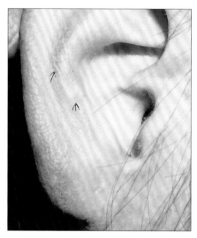

图3-3-62

（四十）不孕症

（1）在盆腔穴区三角窝范围内，常可见红点或红斑；黯灰色；或灰白色；片状或点状增厚、脱屑等多种形态改变（图3-3-63），提示不孕症信号。

（2）在内生殖器穴区常可见红色或黯红色；或见出现淡紫色；或见白色；或见灰白色或灰色；或呈点片状增厚等形态改变（图3-3-64），提示不孕症信号。

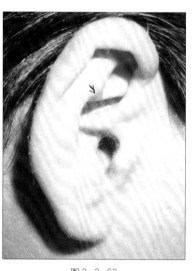

图3-3-63

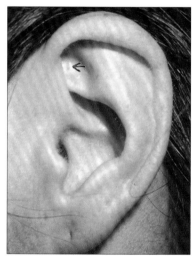

图3-3-64

（四十一）经前期紧张综合征

（1）经行浮肿者，在神门、内分泌穴区可见小片状肿起。

（2）经行情志异常者，在神门、内分泌穴区可见点状或小片状白色，且边缘可见出现红晕（图3-3-65）。

（四十二）闭经

（1）虚证患者在内生殖器穴区常可见点状白色丘疹（图3-3-66），提示闭经信号。

（2）实证患者在内分泌穴区常可见黯红色丘疹（图3-3-67）或毛细血管瘀血，其色常呈黯红色，提示闭经信号。

（四十三）痛经

在内生殖器穴区多可见点状或小片状红晕；或在盆腔穴区三

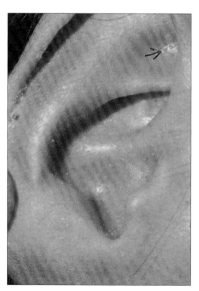

图3-3-65

角窝处可见毛细血管呈网状扩张（图3-3-68）；内分泌穴区亦可见小点状红晕，提示痛经信号。

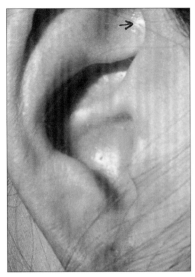

图3-3-66

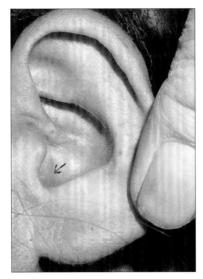

图3-3-67

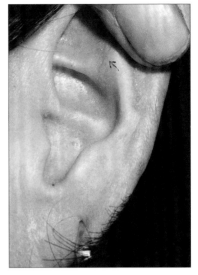

图3-3-68

（四十四）前列腺增生

（1）在艇角穴区可见多种颜色改变，如黑色变（图3-3-69）；黯红色变；淡蓝色变；淡黄色变等多种改变，提示前列腺增生信号。

（2）在艇角穴区常可见点、片状增厚、隆起；或可见结节；或可见出现环形皱褶，提示前列腺增生信号。

（3）在尿道穴区可见点、片状（图3-3-70）或条索状增厚改变，提示前列腺增生信号。

（4）在内分泌穴区常可见点、片状增厚；或见点、片状白色或灰色等颜色改变，提示前列腺增生信号。

（四十五）遗精

（1）在内生殖器、艇角穴区，可见色红而油润（图3-3-71），提示遗精信号。

（2）在内生殖器、艇角穴区，见色白干燥甚至脱屑，提示遗精信号。

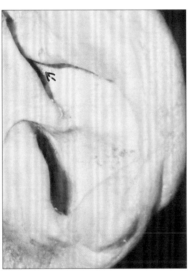

图3-3-69

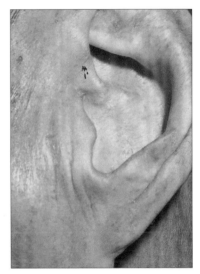

图3-3-70

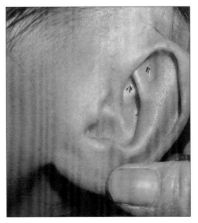

图3-3-71

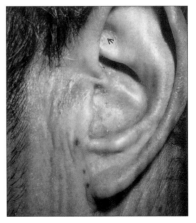

图3-3-72

61

（四十六）阳痿

在内生殖器、外生殖器穴区，常可见脱屑（图3-3-72）或灰白色改变，提示阳痿信号。

（四十七）颈椎病

（1）颈椎病初起，其颈椎穴区常可见稍隆起结节，提示颈椎病信号。

（2）颈椎骨质明显增生，其颈椎穴区隆起结节亦见明显改变（图3-3-73），提示颈椎病信号。

（3）骨质增生偏于一侧颈椎，则其颈椎穴区隆起结节亦呈一侧性隆起改变（图3-3-74），提示颈椎病信号。

（4）颈椎骨质增生局限发生于1或2个节段，其颈椎穴区隆起结节亦只见呈局限性隆起改变，提示颈椎病信号。

（5）颈椎骨质增生发生于多个节段，其颈椎穴区隆起结节亦呈多个串珠状隆起改变（图3-3-75），提示颈椎病信号。

（6）颈椎骨质增生发生于整条颈椎，则颈椎穴区隆起结节呈全节段串珠状，提示颈椎病信号。

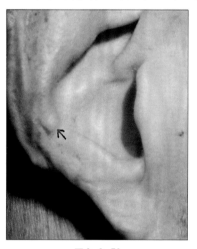 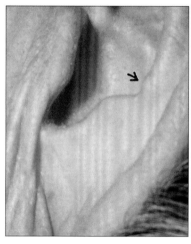 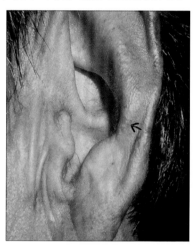

图3-3-73　　　　　　　图3-3-74　　　　　　　图3-3-75

（四十八）腰椎退行性变

在腰骶椎穴区可见隆起变形，呈结节状改变（图3-3-76），提示腰椎退行性变信号。

（四十九）急性腰扭伤

（1）在腰椎穴区及其周围处，常见片状红色改变或紫红色斑块，其面积与腰痛的范围成正比关系。腰痛偏于腰的一侧，则色斑亦呈一侧性改变，提示急性腰扭伤信号。

（2）色红者示为新伤，瘀血未成或刚好形成；色紫红者示为陈旧伤，且已瘀血日久。其色

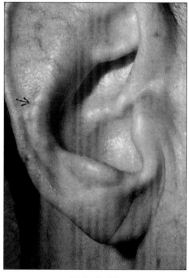 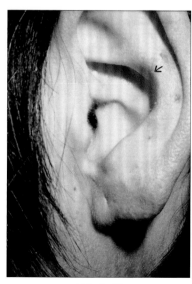

图3-3-76　　　　　　　图3-3-77

越紫，伤越陈旧，瘀血形成时间越长（图3-3-77），提示急性腰扭伤信号。

（五十）风湿性关节炎

各相应穴区（如腕、肘、肩、膝、髋等穴区）可见点、片状红色改变（图3-3-78），或黯红色（图3-3-79）或脱屑，提示风湿性关节炎信号。

（五十一）肩关节周围炎

肩穴区常可见点状或片状红晕，且有光泽（图3-3-80）；或点状白色边缘处有红晕，或呈黯红色改变，或血管怒张改变，或海星状改变，或小结节改变，或条索状改变，提示肩关节周围炎信号。

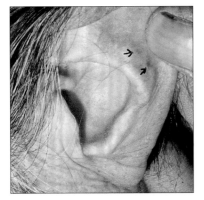

图3-3-78

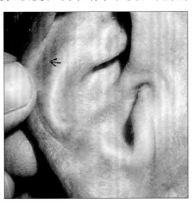

图3-3-79

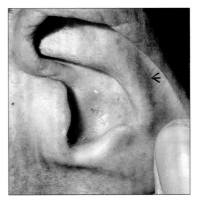

图3-3-80

（五十二）落枕

在颈、颈椎穴区可见点状红晕（图3-3-81）；或可见点状白色，且其边缘处可见红晕，提示落枕信号。

（五十三）黄褐斑

在其相应部位、肺穴区（图3-3-82），可见点状褐色或黯灰色改变，提示黄褐斑信号。

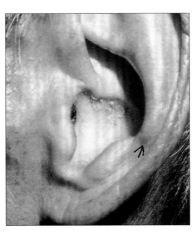

图3-3-81

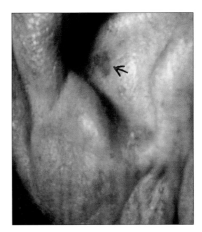

图3-3-82

（五十四）近视

在眼（图3-3-83）、屏间前、屏间后（图3-3-84）等穴区处，可见白色改变，或界限清晰，或见圆形或见不规则的皱褶纹，提示近视信号。

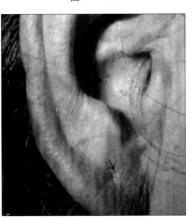

图3-3-83

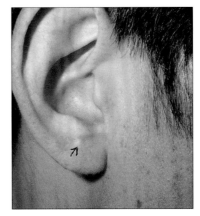

图3-3-84

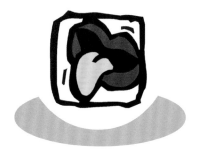

第四部分
望舌诊病

　　望舌诊病是一种临床诊断方法，通过对舌（包括舌苔、舌质、舌体等）变化的观察，可以对病情分析、疾病的诊断提供客观而有效的依据，还可以对治疗方案的制订加以指导。公元前3世纪中医经典著作《黄帝内经》，已有不少舌诊的记载。1341年，第一部"舌诊"专著《敖氏伤寒金镜录》问世，至1917年曹炳章所著《彩图辨舌指南》，出现了中西医结合研究舌诊的趋势。尤其是近50多年来对于舌诊的研究积累，已经对健康人及各种疾病（包括不同病期）的舌苔变化规律进行了比较仔细的观察和深入的研究，才使得"望舌诊病"这一方法对于临床诊断和治疗方案建立具有更重要的意义。

　　几千年的临床经验告诉我们：舌是人体内脏的一面镜子，望舌有助于临床辨证（望舌诊病）；望舌有助于对自身体质类型的判别（望舌辨体质）；望舌有助于医生处方时对药物的选择（望舌用药）；望舌还可以指导饮食的选择、菜谱制定（望舌定食）等。望舌除了对医生十分重要外，一般民众在掌握了一些相关知识的基础上，通过望舌也可以加深对自身健康或患病状况的了解，并应用于养生、保健和防病；在疾病治疗时，虽然不可能根据舌像变化来决定自己的治疗方案，但是可以在较好的理解基础上，更主动地配合医生，从而取得更好的疗效。

一、望舌诊病基础

　　舌的变化为什么能反映人体生理、病理的变化呢？这还需要从舌部的基本结构谈起。

（一）舌的基本结构

　　舌是口腔中的主要器官之一，附着于口腔底、下颌骨和舌骨，有辨别滋味、调节声音、拌和食物等功能（图4-1-1，图4-1-2）。人类的舌，结构精巧而复杂，主要由黏膜、固有层、肌层构成。舌头表面有一层舌苔，它的各种变化非常敏感地反映了体内的各种变化，所以观察舌苔的

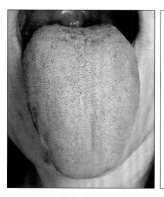

图4-1-1　　　　　　　　　　图4-1-2

（外带）　伞壁
（内带）
舌静脉　　舌系带
舌下肉阜
上之颌下　　舌下襞
腺管开口

变化十分重要。

　　舌苔的形成主要与黏膜层有关，舌黏膜与口腔黏膜相同，由复层扁平上皮及纤维结缔组织构成。由下而上可以分为四个层次：基底层、棘细胞层、颗粒层、角化层（图4-1-3）。

　　舌乳头按其形态、大小和分布部位，可分为丝状乳头、蕈状乳头、"过渡型"乳头、轮廓乳头、叶状乳头。人的味觉在蕈状乳头上。

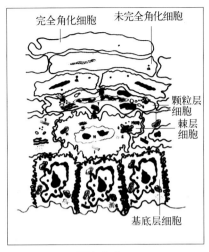

図4-1-3

（二）舌苔、舌质的形成

　　近几十年来，应用现代科学仪器以及解剖、组织、生理、生化、病理学等医学领域的知识，对正常舌苔、舌质等舌像形成过程已经有了一定程度的了解。

　　1. 正常舌苔（薄白舌苔）的形成原理　　舌苔是覆盖在舌头表面的一层布满各种突起的薄形膜状结构，从扫描电镜拍摄的舌表面照片来看，舌表面图像，非常像乘坐直升机飞越山岭上空所见到的地貌结构（图4-1-4）。舌苔的形成主要是与舌黏膜表面有两种乳头突起有关，第一种是丝状乳头，它是舌表面最多、最小的乳头，它细长如丝，有的像佛手样，有的像冬天经修整过叶子的枯枝样结构，尖端多半向后倾斜。第二种是蕈状乳头，微突出于舌表面，其形状如同蘑菇或豆沙馒头样，主要分布于舌尖及舌前部的两侧边缘。覆盖在蕈状乳头表面的舌黏膜上皮角化层细胞很少，透过上皮层可以隐约看到分布于乳头结缔组织内血管的红颜色，所以蕈状乳头呈现为鲜红色。

　　由于舌苔表面的突起样结构主要是丝状乳头，所以覆盖在舌头表面的舌苔形成，主要是与丝状乳头有关。丝状乳头末梢常

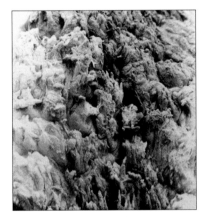

图4-1-4

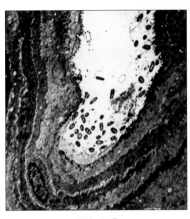

图4-1-5

分化成角化树，呈佛手样、枯枝状、松针状等突起，所以在其间隙中，常填嵌有从舌表面层脱落下来的角化上皮，还有口腔内分泌的唾液、细菌、食物碎屑和渗出的白细胞等（图4-1-5），这些物质与舌乳头一起，共同组成了舌表面的舌苔。

　　正常人的舌苔是一层薄而滋润的白色苔状结构。舌苔之所以会呈现白色，与舌最表面的角化细胞有关。覆盖在丝状乳头最表面的几层黏膜细胞是完全角化上皮和未完全角化上皮细胞，它们是接近于退化或已经退化了的细胞，长期处在唾液等液体物质存在的湿润环境中，细胞膜就会膨胀并减少其自身的透明度，从而使舌表面呈现为白色。这与我们的手或足，由于较长时间浸泡在水中，皮肤表面会起白色是一样的道理。我们一般看到的舌苔是一层薄而滋润的白色苔状结构，称为薄白舌苔（图4-1-6）。舌表面的这些角化细

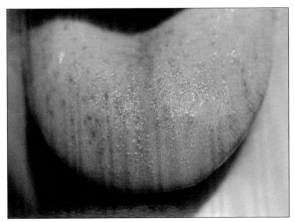

图4-1-6

胞还对舌组织整体有一定的保护作用，它们可以缓冲口腔内酸辣物质或温度变化对舌组织内血管和神经的影响，如果舌表面角化上皮缺失或减少，在吃酸辣或烫的食物时会发生舌头疼痛的感觉（图4-1-7）。当舌黏膜表面的角化或未完全角化细胞层次减少，舌最表层的细胞尚有一定的透明度，所以在布满丝状乳头等细小突起的舌表面并未呈现出白色，表现为滋润而洁净的状态，对于这种舌苔，称之为"净舌"（或描述为"舌苔净"）较为适合（图4-1-8）。

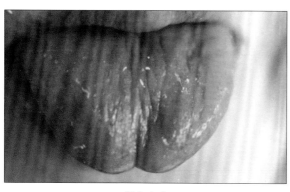
图4-1-7

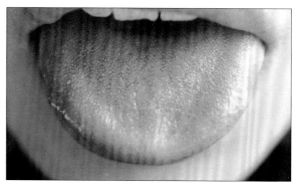
图4-1-8

可以认为，舌苔的变化主要是在于丝状乳头的角化层及其间隙内镶嵌物的变化，蕈状乳头也参加，但不如丝状乳头重要。影响舌苔发生变化的因素很多，但一般与以下九个方面因素有关：

（1）舌乳头的存在和完整：舌乳头角化上皮不脱落则舌苔增厚；舌乳头萎缩则舌苔剥脱。婴儿因舌乳头未发育，故舌常无厚苔；老年人因舌乳头萎缩，则常见舌光滑无苔。

（2）机械因子：人刚醒来时，舌上常可见到一层舌苔，这是由于一夜之间，丝状乳头上皮的生长，并有细菌和食物残渣碎屑堆积所致。经过漱洗后，尤其在早餐后，堆积的舌苔消失，表面又趋洁净，此即舌的自洁作用。舌根部位与口腔上腭接触得不多，摩擦较少而较难清洁，因此正常人在舌根部也经常有苔存在。

（3）唾液的清洁作用：唾液作为口腔内的清洁液体，对舌苔的去除有一定关系。在晚上唾液分泌几乎停止，这也是清晨舌苔较厚的原因之一。

（4）食物的性质：正常膳食内有较硬的食物，在咀嚼时对舌有较大的摩擦作用；而软食或流质食物对舌的作用较小，长期持续进食流质食物，可致舌苔堆积。

（5）维生素B族的缺乏：维生素B族缺乏，尤其是核黄素、烟草酸缺乏可引起舌炎，久之可使舌乳头萎缩。

（6）发热：是引起舌苔增厚的最主要原因，一般感冒发热第二天即可见舌苔明显变厚。

（7）精神紧张：可使舌乳头过长，机理不明，有人解释是因精神紧张可使口腔及上消化道酸度增加，而白色念珠菌在pH5～6时生长最好，使舌苔增厚。

（8）张口呼吸：在昏迷病人张口呼吸，早期常见厚苔，是因张口呼吸常使舌苔易于干燥而不脱。

（9）吸烟：口腔卫生不良，口腔内感染等常与舌苔增厚有关。

2.正常舌质（淡红舌质）颜色的形成机理

舌质所呈现的颜色，反映的是舌黏膜下毛细血管及舌肌内的血液色泽，其透过覆盖在其表面的黏膜、黏膜下结缔组织而被我们肉眼观察到。健康人淡红舌质（图4-1-9）的舌尖蕈状乳头内的血供非常丰富，每个蕈状乳头内约有6～12个毛细

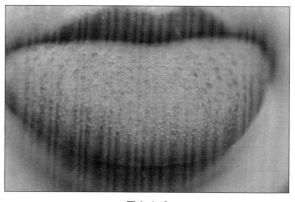
图4-1-9

血管襻，管襻粗细均匀，多数乳头内的微血管襻丛呈树枝或花瓣状，微血管内血流速度较快，极少有血细胞聚集现象，血色鲜红（图4-1-10）。健康人舌乳头固有层的血运十分丰富，舌又是由很多肌肉组成的器官，肌肉内的血运也是十分丰富，使舌肌呈红色。但由于红色的舌肌上面及舌固有层上，还覆盖着一层白色半透明、并带有角化细胞层的黏膜上皮，从而使正常人的舌质呈现为淡红色。

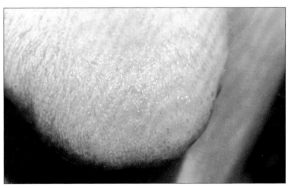

图4-1-10

（三）舌是人体内脏的一面镜子

几千年临床积累的经验表明，舌质的变化可以反映人体内部的变化。我们在前面已经向大家介绍过舌苔形成的主要原理。总的来说，舌苔的形成主要与以下四方面因素有关。

（1）舌黏膜上皮细胞的正常生长与分化。

（2）桥粒结构对舌上皮细胞脱落的影响。桥粒和半桥粒结构的消失对于细胞的脱落有促进作用，从而影响舌苔的增厚、变薄或剥脱。

（3）细胞内膜被颗粒多少及其内含物的排出，对于舌上皮细胞的黏着力有影响，从而对舌苔的厚度、舌苔表面的黏着力等产生影响。

（4）口腔局部环境，尤其是pH的改变。正常薄白舌苔的口腔pH在中性范围；而病理舌苔的口腔pH呈现为偏酸性或偏碱性。这说明口腔内的中性环境是正常薄白舌苔形成的必要条件。而这四个方面随时都会受到体内各种环境变化的影响，从而通过对舌上皮细胞的生长等方面来影响舌苔。

（四）舌的诊察方法

望舌时一般让被观察者取坐位，无法取坐位时，取卧位也可。如是摇床则应将床之前半摇起而成半卧位或坐卧位；如无法摇起，则应尽量将枕头垫高，以利于观察。望舌时尽量采用自然光线，但要避免太阳光直射舌面；在室内电光源时，尽量避免有色光源对舌色的影响。观察时，应让被观察者直视光线较强的方向，尽量将口张开，自然地将舌伸出口外，舌尖略向下，使舌面舒张放松。观察时间不宜过长，以免口舌疲劳，同时也会使舌质颜色发生改变。如有需要，可以稍事休息后，再观察一次。

应避免有色食物、药物或饮料对舌苔的染苔作用而使舌苔颜色发生变化，如吃橘子或喝橙汁后，白苔可变成黄苔。望舌前也要避免进食冰冻或刺激性食物，以免舌质颜色发生变化而产生假象。

舌的诊察一般可分为望舌、望苔、望舌下静脉三个部分。望舌，主要是观察舌的本体和舌质；望苔主要是观察舌面上的苔垢；其三是看舌下静脉。特别是舌质和舌苔的变化可以提供十分重要的信息。

1.舌的诊察

（1）舌色：舌色也即是舌质的色泽，正常舌质多呈淡红色，不深不浅、活泼润泽。当身体有病时，血液的成分、浓度或黏滞度等有所改变，以及舌黏膜上皮有增生肥厚或萎缩变薄，均可引起舌色的改变。凡舌色淡于正常者，临床称之为淡白舌（图4-1-11）；舌色深于正常者，称之为红

图4-1-11

67

舌；比红舌更进一步，舌呈深红色，则称之为绛舌；若红中带青或蓝色，则称之为青紫舌。

（2）舌体：舌体的诊察，应包括舌体的神气、舌体的形态以及舌面的变化三个方面：①舌体的神气，主要是从舌体的荣枯老嫩加以诊察，要注意其的荣枯和老嫩。②舌体的形态，包括舌体的肿胀、瘦瘪、痿软、强硬、偏歪、颤动、伸缩等（图4-1-12）。③舌面的变化，包括舌面的点刺（图4-1-13）、裂纹、光滑等。

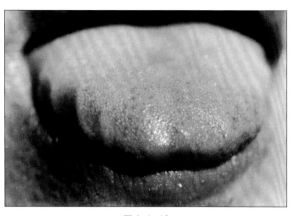
图4-1-12

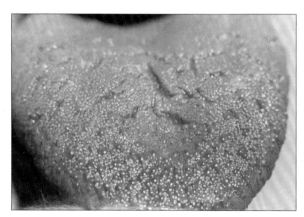
图4-1-13

2.苔的诊察　中医认为病邪秽垢之气可以上溢于舌，使舌苔发生各种变化，所以我们可以通过对舌苔的诊察而辨别病邪及病情的表、里、寒、热、虚、实等关系。对于舌苔的诊察，主要从苔色、苔质这两大方面去观察。

（1）苔色：正常人的舌表面常有一层薄薄的舌苔。除白色外，还有黄、灰、褐、黑等不同颜色，它对临床辨证有较大意义。一般认为，病人舌苔为白色时，表示病还在表；黄苔者，病在里；灰黑苔者，病在肾。苔色由白而黄、由黄而黑者，病日进；苔色由黑而黄、由黄而白者，病日退。

（2）苔质：舌苔的有无、舌苔的质地及其变化，都能反映体内病变的性质及病情的变化，主要应从以下七个方面来加以观察：①苔的有无：舌苔应薄而均匀地分布，舌中、根部略厚，也属正常。如舌苔忽然脱去，那是胃阴干涸、胃乏生发之气的表现。如舌本少苔，忽然有苔，是胃浊上泛、饮食积滞所致。②苔的厚薄：中医常根据舌苔厚薄的变化来判别邪气的盛衰及其进退情况，如苔薄者，乃表邪初见；苔厚者，里滞已深。在疾病治疗过程中，如果苔由薄转厚，为病渐加重或潜伏之邪开始暴露之象；苔由厚转薄，则是正气来复或里蕴之邪逐渐外达。③苔的有根无根：中医认为，有根苔说明脾胃之气仍在，特别是有根的厚苔说明邪气虽盛，但脏腑的生气并未告竭。而无根苔则提示了脾、胃、肾之气已衰，不能上潮以通于舌，以致不能再生舌苔，这属于正气衰竭的迹象。有根苔多为实证，无根苔多为虚证。④苔的偏全变化：舌苔应布满全舌，不应偏于局部。⑤苔的剥脱：舌苔发生剥脱，一般认为与伤阴及血虚有关。根据舌表面舌苔剥脱的不同表现，剥苔又可以分为全舌光剥（又称镜面舌）、局部剥脱（花剥苔）、地图舌（图4-1-14）等三种。⑥苔的滋润与干燥：苔之燥、涩、糙代表了不同的伤津现象，多见于热证。舌面上有一层半透明的黏液，湿润而滑，称之为滑苔。中医认为，这是痰湿之邪内聚，多见于寒证。⑦苔的腐腻：腐苔大多属热证（图4-1-15）。中医认为，腻苔是阳气被阴邪所抑，造成浊湿痰饮、食积瘀血、顽痰为病。白滑而腻者，湿浊与痰也；滑腻厚者，湿痰与寒也；苔黄而腻，为痰热、湿热；黄腻而垢，为湿痰初结，腑气不利及食滞。还有一种霉苔，呈糜点状或小片状堆积在舌面上。霉苔大多见于免疫功能低下、过量使用激素、抗生素而发生霉菌感染的病人。

3.舌下络脉的诊察　一般在舌腹面可以观察到两条静脉与一些微细的小血管，前者称为络脉，后者称为细络（图4-1-16）。现在对于舌下络脉的诊察，不仅包括对于这两支较粗大的络脉的观察，还包括对细络、瘀点瘀斑、瘀血颗粒、黏膜变化等方面的观察（图4-1-17）。其他还应注意观察舌腹面黏膜的色泽、质地，有无白斑、溃疡等。

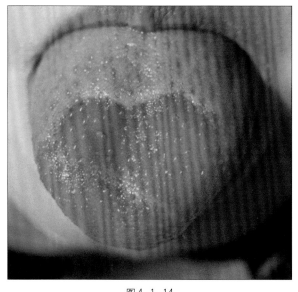

图4-1-14

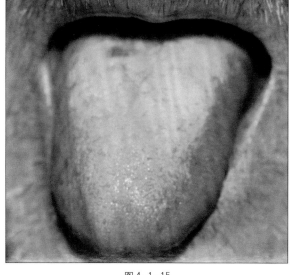

图4-1-15

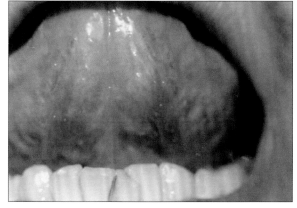

图4-1-16

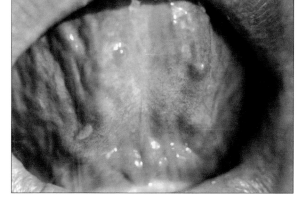

图4-1-17

（五）舌部脏腑定位

　　一般医生看病，都会让病人把舌头伸出来看看，如果是中医，那看得就更仔细了。因为中医理论认为，人体各个脏器都有经络和舌直接或间接地联系在一起，清代杨云峰（1923）说："舌者心之苗也，五脏六腑之大主，其气通于此，其窍开于此者也。查诸脏腑图，脾、肺、肝、肾无不系根于心；核诸经络，考手足阴阳，无脉不通于舌，则知经络脏腑之病，不独伤寒发热有胎可验，即凡内外杂证，也无一不呈其形，著其色于舌。"清代四川王文选所刻《活人心法》四册，内有《舌鉴》，书中首列全舌分经图，总结了历代舌诊经验，指出舌根主肾、命门；舌中主脾胃；舌尖主心、肺；舌边主肝、胆。

　　根据中医历代经验的积累，认为舌表面不同区域与中医有关脏腑的生理、病理变化有着一定的联系，对于舌部的脏

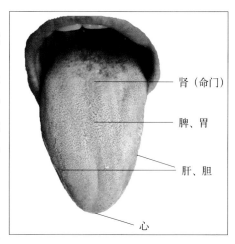

　　　　　　　　　　肾（命门）

　　　　　　　　　　脾、胃

　　　　　　　　　　肝、胆

　　　　　　　　　　心

图4-1-18

脏定位，目前一般认为，舌根主"肾"、"命门"；舌中主"脾"、"胃"；舌尖主"心"；舌边主"肝"、"胆"（图4-1-18）。中西医学对于脏腑和脏器的命名虽然一样，但是，对于它们的生理功能和病理变化等方面的认识却有较大的差异。根据现代对中医理论的研究，中医脏腑学说中所说的"肾"或"命门"，相当于现代解剖、生理学中神经—内分泌—免疫网络对人体生理、病理过程的调控作用，其中特别涉及到下丘脑、垂体、肾上腺皮质为轴心的神经、内分泌调节系统的功能；"脾、胃"主要包括胃、肠等消化系统的功能；"心"除了体现部分心血管功能外，还包括了大脑在内的神经系统的功能；"肺"、"肝"、"胆"与现代解剖学相关脏器的功能则有更多的相似之处（图4-1-19）。

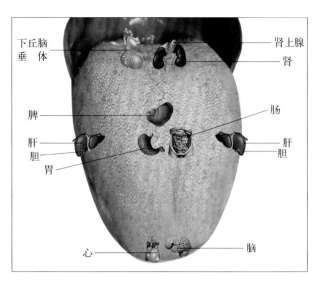

图4-1-19

二、望舌预测健康

（一）舌苔反映的疾病信号

1.白苔　白苔有厚薄腐腻之分。

（1）薄白苔是舌面上薄薄分布的一层白色舌苔，犹如舌头蒙了一层白纱，或如毛玻璃样（图4-2-1），但其舌质的红色，仍可在舌苔之间透出而不被遮盖。

（2）厚白苔则往往在舌的边尖部稍薄，尚能见到舌质，而中根部则较厚，大部舌质均被舌苔所遮盖而不被透出，故苔色呈乳白色，或呈粉白色（图4-2-2）。

（3）腐苔形如豆腐渣堆铺舌上，颗粒大而疏松，揩之可去，未几又可复生。

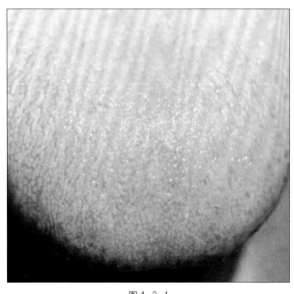

图4-2-1

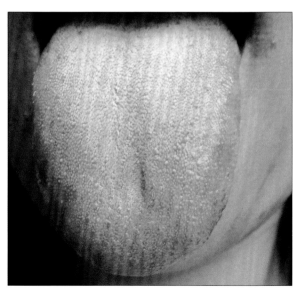

图4-2-2

（4）腻苔是舌中心稍厚，舌边较薄，颗粒细小致密，揩之不去，刮之不脱，舌面罩着一层黏液呈油腻状（图4-2-3）。腻苔可见于不同颜色的舌苔。

此外，舌面由于唾液之多少、干湿之不同，而有润燥、滑涩、糙腻等区别。凡唾液分泌不足，或舌面蒸发过快，轻者使舌面少津，称之为燥（图4-2-4）；重者望之无津，扪之涩手，称之为涩（图4-2-5）；若干燥进而使舌苔呈芒刺状者，则称之为糙（图4-2-6）。故燥、涩、糙苔常代表不同程度的伤津现象，多见于热证。唾液分泌正常者，舌面上湿润有津，如分泌过多或过黏时，舌面上常黏附有一层半透明或透明的唾液，使舌面湿润而滑，反光增强，即称为滑苔。

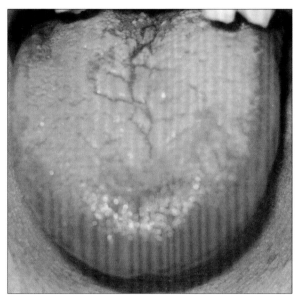

图4-2-3

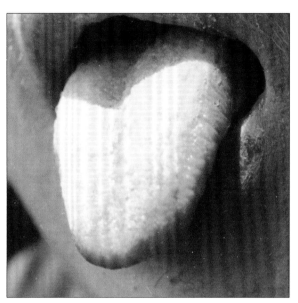

图4-2-4

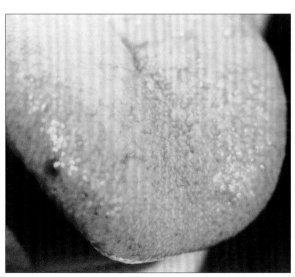

图4-2-5

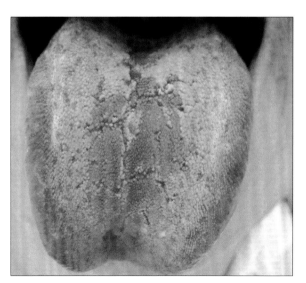

图4-2-6

一般来说，白苔除见于正常无病之人外，多见于轻病、表证初起，以及疾病的恢复期等。因身体内部病理变化不多，故舌苔还是表现为接近于正常的薄白舌苔。例如：

（1）上呼吸道感染、肺炎、急性支气管炎早期，多见白苔，可能较正常增厚。

（2）一些有主诉症状，而没有器质性病变的疾患，如神经官能症，包括心脏、胃肠神经官能症，多呈现为白色舌苔。

（3）中医辨证无表里证的疾病，如单纯性甲状腺肿大、早期乳腺癌、子宫颈癌等。

（4）疾病的恢复期：有些急性热病可见黄黑苔，或红绛光剥苔，但到恢复期又转为白苔。

（5）白苔还可出现于体内有水湿停留或痰饮病人，如哮喘、慢性支气管炎、支气管扩张，以及胸水、腹水等中医辨证属痰湿或水湿者，多见白滑腻苔。体内有各种慢性炎症感染，如慢性盆腔炎、慢性肾盂肾炎、轻型结核病等，由于慢性炎症刺激，可使舌苔较正常稍厚。

根据临床所见，白苔可分为以下四种辨证类型：

（1）表寒型：多见于风寒外感初起，舌苔薄白而润，舌质淡红或较正常略淡（图4-2-7），全身症状恶寒较重。治宜辛温解表。

（2）表热型：多见于温病初起，舌苔薄白而干，舌质边尖较红，全身恶寒较轻（图4-2-8）。治宜辛凉解表。

（3）寒湿积滞型：苔多厚白而垢腻，刮之不能去，表面湿滑多津（图4-2-9），多属寒湿、痰饮、停食等所致。治宜温阳化湿、祛痰化饮、消食导滞等。

（4）实热型：舌苔白而干燥起裂，或如白粉铺舌，颗粒分明，干燥无津（图4-2-10），此为热邪传里，可见于温病的中期，也可见于湿温症。

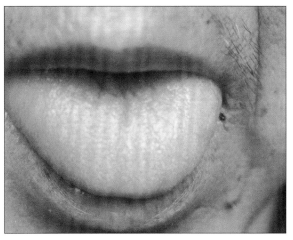

图4-2-7

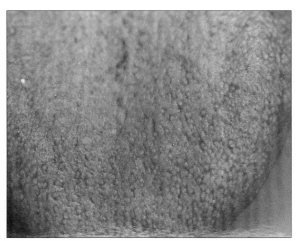

图4-2-8

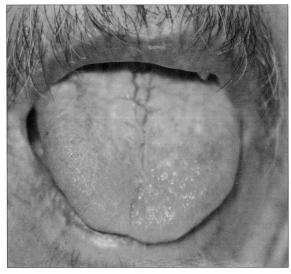

图4-2-9

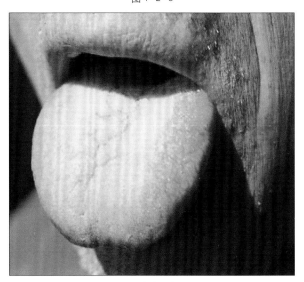

图4-2-10

2.黄苔　黄色舌苔，一般表示邪已化热、病已入里。黄苔主里热，一般多见于热病的过程中，在发热到一定程度、持续一定时日始会出现。但在临床观察中发现，杂病中出现黄苔也有不少。黄苔之色，有淡黄、嫩黄、深黄、焦黄等色的不同表现，多分布于舌根及舌中部（图4-2-11，图4-2-12），有时也可布满全舌。黄色舌苔有时可与其他苔色如白、黑色同时兼见。每种苔色中又可有厚薄、润燥、腐腻等不同表现，而组成各种形态的舌像。《察舌辨症新法》说："黄色有深、浅、老、嫩之殊，其形似也有燥润、滑涩之异。有正黄色者，有老黄色者，有牙黄色者，有黄如粟米染着者，有黄如虎斑纹者，有黄如黄蜡敷舌上者，有水黄苔如鸡子黄白相兼染成者，有黄腐苔如豆渣炒黄堆舌者，此皆黄色之类。"可以想见黄苔种类之多。此种舌苔，一般不易去除，即使用刀或刮舌器刮去后，马上又被覆如故。

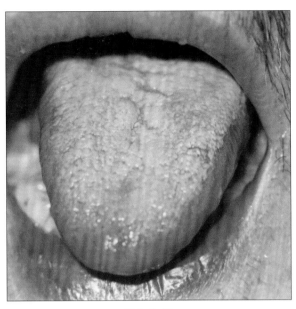
图4-2-11

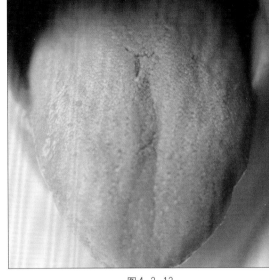
图4-2-12

在临床舌见黄苔，主有里热，具有一定的指导意义。根据临床所见，可将黄苔分为以下几种辨证类型：

（1）表热入里型：苔薄白或稍厚，白中带有黄色，颗粒分明，润泽如常；或白苔初变微黄苔，舌边淡红，中根淡黄而润滑；或舌苔尖白根黄，均表示表邪将罢而入里，或为伤寒表邪失于汗解，初传阳明，寒邪已有化火之兆。

（2）胃家实热型：邪热传里，胃热炽盛，舌见黄苔干涩，深黄而厚。甚或见芒刺、焦裂或夹灰、黑等色，或舌苔黄而干涩，中隔有花瓣形，均示胃家有实热内结。

（3）湿热型：舌苔黄而黏腻，滑润多津，犹如黄蜡涂罩舌上；或舌见黄滑苔，并有身目俱黄，小便亦黄，均属湿热为患。

3.黑苔 黑苔的色泽，可有棕黑、灰黑、焦黑以至漆黑色等不同深浅（图4-2-13，图4-2-14）。一般在人字形界沟之附近黑色较深，接近舌之边尖部则色渐浅。发黑的丝状乳头其根部黑色较浅，越到顶部则黑色越深。黑苔的厚度，取决于丝状乳头的长度，可自轻度增厚（0.5毫米）到显著增厚（可达1厘米以上）。轻度增厚之黑苔，往往呈绒毯样密布于舌背上。显著增厚时，则要看丝状乳头的角化程度而有软硬之别，软者呈毛发状，自舌尖向舌根方向倾倒，若以物自后向前刮之，刮去唾液后则毛发样的黑苔也可根根竖立；其硬者往往布于舌根，如硬毛刷样，竖立而拂刷软腭，可引起患者疼痛不适或恶心感。经治疗后，黑苔可逐渐转淡而代之以薄白苔，也有黑苔脱落而见光红舌苔的。黑苔患者的舌质则要视病情而异，多数为红绛舌，但也有淡白舌。

黑苔的出现是当疾病持续一定时日，发展到相当程度后，在临床上也比较少见。中医认为病人发生黑苔，大多表示病情已达一定程度，不是热极就是亏虚至极。根据临床所见，黑苔可以分为以

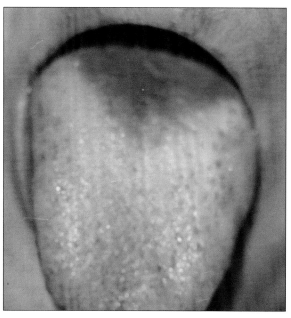

图 4-2-13

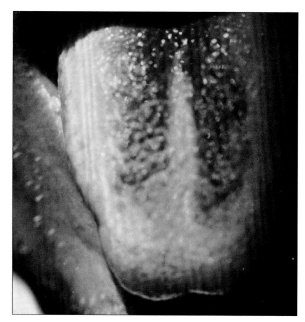

图 4-2-14

下三种辨证类型：

（1）热极耗阴型：多由伤寒或温病迁延日久，热邪传里化火，热极耗阴，致舌苔由白转黄，由黄转黑，热甚者甚至芒刺干焦起裂（图4-2-15），属热极伤阴之证。治宜急下存阴。这类病人的西医诊断大多是休克、败血症、霉菌细菌混合感染等危重病症。

（2）阳虚阴寒型：舌质淡白，上有薄润的黑苔（图4-2-16）。此种黑色呈淡墨色，较极热之黑色为淡，舌面嫩滑湿润，属阳虚极寒之证。治宜温肾散寒。

（3）肾亏型：舌苔黑而较干，但不如热极之焦黑，舌体较瘦（图4-2-17），且有一般肾亏之临床见证，而无发热，属阴虚肾水不足之证。治宜补肾、调整阴阳。

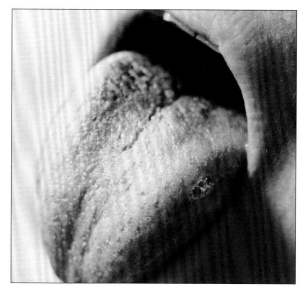

图 4-2-15

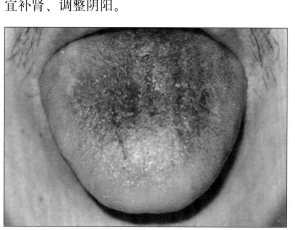

图 4-2-16

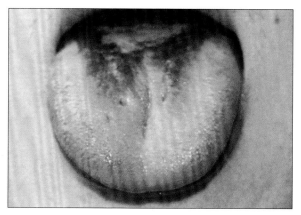

图 4-2-17

4.腻苔与厚苔 腻苔是舌面上罩着一层黏腻状物质，给人以十分肮脏的感觉（图4-2-18）。腻苔是舌中心稍厚，舌边较薄，其黏腻的颗粒细小致密，揩之不去，刮之不脱。

腻苔多见于湿浊、痰饮、食积、顽痰等阳气被阴邪所抑的病变。凡苔厚腻而色黄，为痰热、为湿热、为暑湿、为湿温、为食滞、为痰湿内结、腑气不利；苔滑腻而色白，为湿浊、为寒湿；苔厚腻不滑、粗如积粉，为时邪夹湿，自里而发；苔白腻不燥，自觉闷极，属脾湿重；苔白厚黏腻，口发甜、吐浊涎沫，为脾瘅，乃脾胃湿热气聚，与谷气相抟，满而上溢之候。

厚苔是指舌苔增厚，实际上这是丝状乳头增长而造成的一种舌像（图4-2-19）。一般丝状乳头长约0.2～0.5毫米，舌苔增厚时可达1厘米以上。

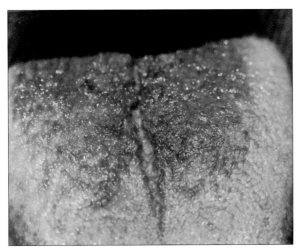
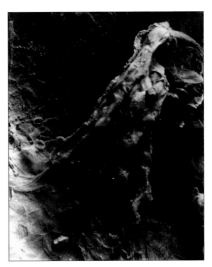

图4-2-18

图4-2-19

5.剥苔 光剥舌苔也是临床上很常见的一种舌像变化，其舌背表面的舌苔发生剥脱或缺损，舌上皮的丝状乳头萎缩、减少甚至消失。根据舌表面舌苔剥脱的不同表现，剥苔又可以分为全舌光剥（又称镜面舌）、局部剥脱（花剥苔）、地图舌等三种。

（1）全舌光剥（镜面舌）：舌背面的舌苔全部剥脱，丝状乳头、蕈状乳头同时萎缩，舌背表面光滑如镜，故又称为镜面舌（图4-2-20）。

（2）局部剥脱（花剥苔）：舌背表面的舌苔有部分缺损或剥脱，缺损一般是一处，常位于舌根或舌中部，多处剥苔较少见；缺损中央舌黏膜平整光滑，周边的舌黏膜无明显隆起，舌黏膜色泽也没有明显的变化（图4-2-21）。

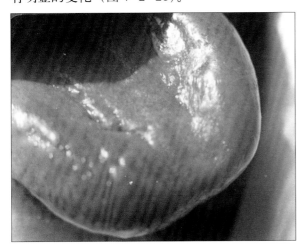
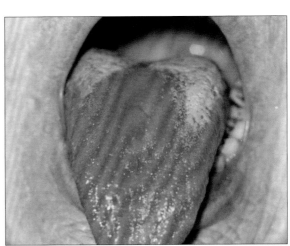

图4-2-20

图4-2-21

（3）地图舌：舌背表面的舌苔有多个缺损或剥脱，缺损常有多处，形状不定，且时时变换位置（舌背某个部位舌苔缺损修复，却又在另一处出现新的舌苔缺损），缺损周边黏膜呈灰白色的隆起（图4-2-22，图4-2-23）。现代医学称之为"良性游走性舌炎"。

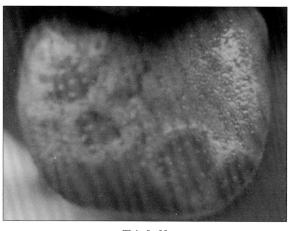
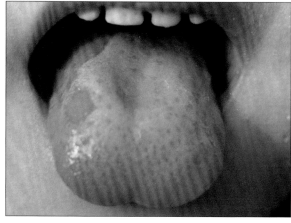

图4-2-22　　　　　　　　　　　　　　　　　　　图4-2-23

关于剥苔的临床意义，中医理论认为："胃气上潮通于舌"，"有胃气而生苔"，"苔乃胃气之熏蒸，五脏皆禀气于胃，故可借以诊五脏之寒热虚实也"。舌苔的存在与胃气及五脏功能的盛衰有明显的关系，舌苔发生剥脱，应从脾胃肝肾等脏腑功能虚衰方面去找原因。根据临床所见，对舌苔剥脱一般可做以下分析：

若舌苔骤然退去，不再复生，以致舌面光滑如镜，称为镜面舌，是胃阴枯竭、胃气大伤的表现。大多数见于慢性疾病、迁延日久而逐步出现舌苔光剥、舌质暗红或红绛色（少有呈鲜红色的），为气血双亏、阴血不足之表现，尤其是以气阴两虚为主的虚劳症患者多见，难以在短期内取得治疗效果。但也有极少数郁火内盛之人，在服食红参等温热药品后出现全舌剥脱、舌质红绛之现象。笔者曾接诊过一位35岁女性患者，因经常有失眠、梦多、乏力、口干、食欲差、便秘、耳鸣等症状，自认为是身体虚弱所致，应服用补药来补一补。从秋天开始就经常吃赤豆红枣羹等饮食进行"食补"，此外，还每日泡饮西洋参和白参进行"药补"，经用一段时间后，因为觉得症状改善不明显，在"冬至"节气过后，就改用红参，每天取一小段隔水清蒸后服食。数天后患者就出现口干舌痛，还有胸闷、腹胀、便秘、烦躁不安、整夜不能入眠等症状，经检查其舌质，呈鲜红绛色；舌苔前4/5剥脱、光滑如镜。治疗方面：先施以增液承气汤加减二剂，大便通、热象也得以缓解，以后再用清热养阴等清润之剂治疗，在20余天后，舌苔逐步复生而恢复如常。

若舌苔剥脱为局部，剥脱处光滑无苔，称为花剥苔，也属胃的气阴两伤之候。舌尖花剥，除胃阴不足外，心肺阴液也现不足。若花剥兼有腻苔者，说明痰浊未化，正气已伤，病情较为复杂，治疗要根据病情之变化，不断地加以调整。

（二）舌色反映的疾病信号

正常人的舌质颜色是淡红色，舌质颜色的各种变化常反映了体内，尤其是血液成分和血液流变学方面的变化。

1.淡白舌　淡白舌是临床较为常见的一种舌像的变化（图4-2-24），淡白舌舌色较淡，红舌浅淡，白色偏多，红色偏少，甚至全无血色。

（1）舌像表现：淡白舌舌色较正常淡红色浅淡，淡白舌的舌体，一般多较正常胖大，浮胖而娇嫩，舌边可因受压而出现明显的齿印，呈荷叶边样，有的淡白舌的舌体也可接近正常或瘦薄。

（2）临床意义：淡白舌是临床上较常见的一种病理舌像，由于气血亏虚，血不荣舌，或阳气虚衰，运血无力，无以推动血液上充于舌，致舌色浅淡，故淡白舌主气血两虚或阳虚。淡白舌是"虚寒舌之本色"。虚者，是指气血不足，不能充斥血络；寒者，是指阳气不足，不能温运血液上荣于舌，又阳虚则内寒，血脉收引，使舌部血量减少，故见舌色淡白。若舌色淡白而舌体瘦薄，属气血两虚；若淡白湿润，舌体胖嫩，舌边有齿痕，多属阳虚水停；若淡白而少津，多属阳气虚损，津液不足；若舌色淡白舌苔白腻而干，多属阳气虚损，气化失司，湿阻中焦，津不上承；若见淡白舌黄滑苔，多为脾胃虚弱，湿痰停聚；若淡白舌

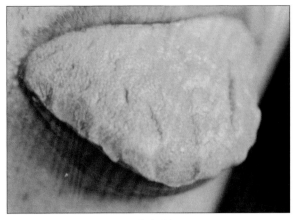

图4-2-24

而见黑滑苔，多属阳衰脏寒，痰湿内停；若淡白舌而舌苔中剥，多属气血两亏，胃阴不足；或为类剥苔，则多由久病气血不续所致；若舌色淡白而无苔，多属久病阳衰，气血俱虚；若见舌枯白无华，则由精血耗竭、脱血夺气、舌失充养所至，提示病情危重。

虽然一般情况下，淡白舌主要见于气血两虚，或为阳虚内寒，但发热有时也可见到淡白舌，此时舌淡白而胖嫩，舌边、舌尖部较红，或舌尖有红点，舌苔多白润或淡黄薄腻。这种舌像的形成，一是由于气虚而虚阳上浮，二是由于脾虚湿滞化热，脾气虚而运化失司，水湿停留体内，日久化热，故舌虽淡白而舌苔多淡黄而腻。

（3）淡白舌的临床情况分析：淡白舌是临床较为常见的一种病理舌像，现代医学研究表明，淡白舌临床常见于各种贫血，急、慢性失血，严重营养不良，慢性肾炎等，也有人认为其可见于席汉氏病及黏液性水肿。有人观察了100例淡白舌患者，男性60人，女性40人，年龄范围是15～75岁，其中以30～49岁的青壮年为最多，占61%。这100例患者之中，以晚期血吸虫病腹水型及肝硬化腹水为最多，占24%，其次为癌肿（包括白血病、食管癌、胃癌、肝癌、肾癌等），占15%，再其次为慢性肾炎，占13%，各种贫血（包括再生障碍性贫血、低血色素性贫血、妊娠贫血、溶血性贫血等），占10%。此外，尚有甲状腺功能减退症、席汉氏病、哮喘、功能性子宫出血、结肠过敏、肠粘连等。在这100例患者中，大多伴有贫血及营养不良（主要是蛋白质代谢失常），以及内分泌失调；新陈代谢偏低，末梢血管收缩，血液充盈减少，血流较为缓慢，而导致舌色变淡。

其中，贫血与淡白舌的关系最为密切，有研究者收集缺铁性贫血202例（男性44例，女性158例；年龄最小者15岁，最大者70岁，平均年龄40.3岁），舌质淡白者有200例，占99%；舌体胖大的有190人，占94.05%；舌体瘦小的有12人，占5.94%；舌苔薄白的有189人，93.56%；舌苔白腻的有13人，占6.43%。

再从慢性肾炎与淡白舌的关系来看，初病舌质淡红，苔多腻；肾炎伴高血压和扁桃体炎时，舌质偏红，舌尖稍有红刺增生；肾炎明显浮肿时，舌质均淡白，舌体胖大娇嫩，舌边可有齿痕；浮肿消退后，舌质多转淡红而稍瘦，苔薄白；尿毒症期，舌质大多淡白无华，甚至枯白，舌体胖大，苔薄腻，病情危重者常见黑苔。有研究者观察137例肾病患者，其中急性肾炎3例，慢性肾炎65例，肾病综合征31例，继发性肾病16例，急性肾盂肾炎2例，慢性肾盂肾炎20例，水肿症状突出者47例，贫血明显者28例，肾功能检查正常者105例，不正常者32例（失代偿期5例，氮质血症期11例，尿毒症期16例）。137例患者入院时的舌色以正红为中轴线向两侧呈正向分布。正红、微红、平红共占53.3%，过红18.2%，过淡28.5%，偏淡舌明显较过红舌为多，而在舌色偏淡的39例中，肾功能不全的22例，占56.4%，证实了肾病易导致肾功能衰减而成为淡白舌较多的一个重要因素，其次明显关联因素是慢性肾炎而有明显的水肿和贫血，在动态观察中观察到仅贫血一个因素较重时也可出现淡白舌，但也有血色素虽低而舌色并不淡白的情况；另一方面，有的血色素并不低，肾功能生化指

标也不低而出现淡舌，但在随后的观察中逐渐出现肾功能衰竭，提示在肾病的舌诊中对偏淡舌色应引起警惕和重视，同时这些现象也证实了舌淡乃气血不足、正气大亏的虚象是有科学根据的。这137例患者入院后进行舌色的连续观察，若病情好转，舌色的转变由原来异常的两极舌色向正常红色转化。有的肾衰病例的淡白舌，经治疗肾功能恢复正常后舌色为正常红色，中间的转变程度与肾功能的恢复保持平行；若病情恶化，反映在舌色上就可见到原本的正常舌色渐变为淡白色舌像，在137例观察对象中，舌色红至淡白的程度和转变过程与病情相符者102例，符合率74.4%，由此可见，舌色的转变在肾病的治疗和预后中是比较重要和可靠的指标。

2.**青紫舌**　青紫舌在中医临床辨证中，常作为血瘀证的客观见证。

（1）舌像表现：青紫舌有全舌青紫、部分青紫和瘀点瘀斑之区别。全舌青紫者，即全舌呈均匀的青色或紫色，或为红绛之中泛现青紫色（紫中带青），或为淡红之中混以青蓝色（青多于紫），此虽为红多青少、青多红少之比例不同，但相混却极为均匀，故称之为全舌青紫（图4-2-25）。部分青紫者，则或为舌的左侧面，或为右侧，或为两侧，介乎舌边与舌中央之间，有一条或两条纵行之青紫带（图4-2-26）。有时亦可呈斑块或斑点状，有的仅在舌尖或舌边的蕈状乳头中见到青紫色，呈点状青紫，常称为瘀点（图4-2-27）；有时瘀点密集，甚至于聚成一片，在一片暗棕色的基础上有不少紫暗或紫黑色的点状瘀点，可以称之为瘀斑（图4-2-28）。

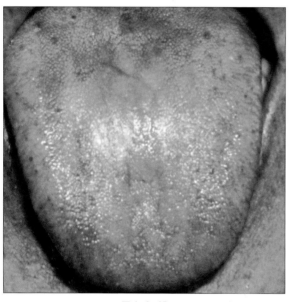

图4-2-25

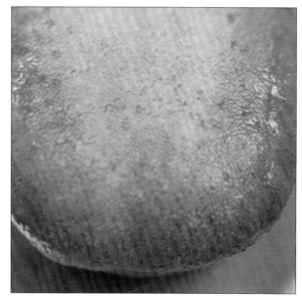

图4-2-26

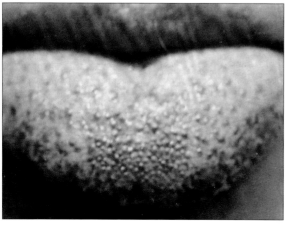

图4-2-27

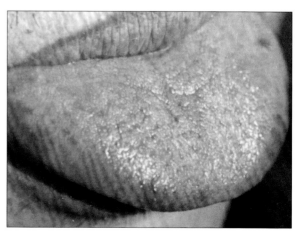

图4-2-28

青紫舌上的舌苔，可随病种及寒热虚实的不同而异。可有正常薄白舌苔，也可见到白腻、黄腻或剥苔等；苔质大多润泽，但也可见到干燥起裂者。

（2）临床意义：青紫舌色主要多见于瘀血之症，且青紫舌色时常兼见，青紫舌约可分为以下几种类型：

①热毒内蕴型：舌质大多紫而带绛，舌上黄苔干燥、焦裂，或舌紫肿大而生大红点，或焦紫起刺如草莓状，均属热毒内蕴之症。此类舌多由红舌转变而来。

②寒邪直中型：全舌大多淡紫带青，滑润无苔，舌质瘦小，或舌淡紫而带两路青筋而润（图4-2-29），均为伤寒直中肝肾阴证。此种舌像，多由淡白舌转变而来。

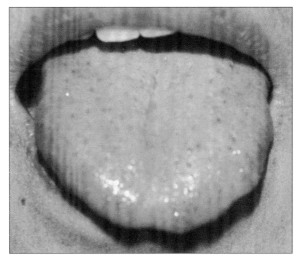

图4-2-29

③瘀血型：舌质青紫，色紫而暗，扪之潮湿不干，或舌边色青，或舌青口燥，漱水不欲咽，或舌体全蓝，或舌之边尖散见点状或片状的瘀点、瘀斑，均属内有瘀血。

3.红绛舌　舌质之本色为淡红，若转为红而带绛，则为病色。舌之之绛，大多是由红色进一步发展而来，在绛色出现之前，多经过红舌的阶段，两者之临床意义及形成机制有类似之处，以下则合为一类加以探讨。

（1）舌像表现：红绛舌可以有各种不同的表现，基本上可以分为鲜红（图4-2-30）和红绛（图4-2-31）两种，结合舌质的光泽，则又有光亮和晦暗之分。其舌体大多较瘦瘪，若为急性失水脱液者，可因舌体组织中液体骤损而体积缩小，使舌黏膜呈皱缩现象。某些严重病例，舌可蜷缩而不能伸出口外，舌面之湿润度一般均较干燥，唾液黏稠而少；或舌面干燥，津液全无，以手摸之，毫不沾指。还可以在多数病人的舌面上看到有各种形状的裂纹，如纵裂、横裂、井纹裂、爻纹裂、叶脉状裂及鹅卵石样裂纹，也有各种不规则的裂纹。裂纹有深有浅，有的裂纹甚深，可以深达整个舌厚度的4/5以上（图4-2-32，图4-2-33）。红绛舌患者的舌苔及其他方面还多见以下几种变化。

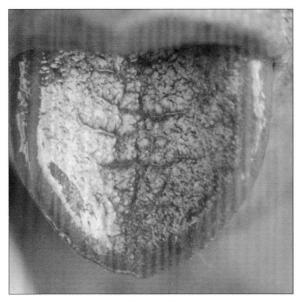

图4-2-30

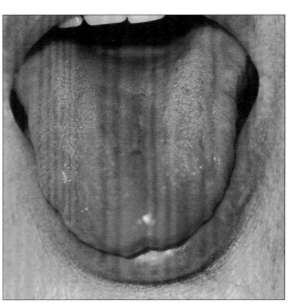

图4-2-31

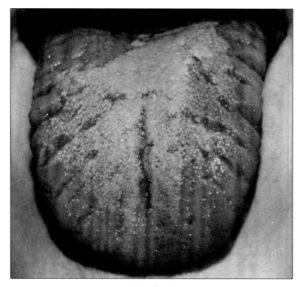

图4-2-32

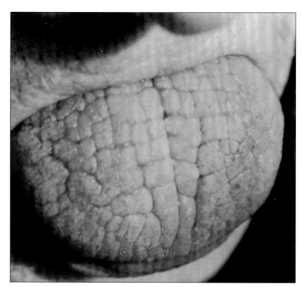

图4-2-33

①净舌（图4-2-34）：正常舌苔表面大多呈现薄白或银灰色，这是因为丝状乳头最表层的角化细胞（已退化）在口腔内潮湿环境里所呈现的颜色。而红绛舌患者舌上皮细胞生长受影响，丝状乳头轻度萎缩，最表层大多是未完全角化的细胞，即使在潮湿的环境里，也能保持半透明而不呈现为白或银灰色。舌表面看上去很洁净，故称之为净舌。

②剥苔（图4-2-35）：舌苔有部分缺损或剥脱，乃舌上皮生长受限、丝状乳头萎缩所致。

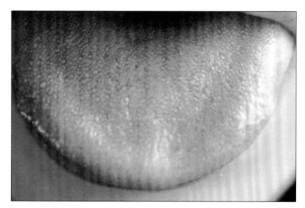

图4-2-34

③红刺舌：多见于舌之边尖（图4-2-36），乃丝状乳头萎缩或减少，蕈状乳头数目增多。而且显著突出所致。但蕈状乳头大小尚属正常范围或轻度肥大。

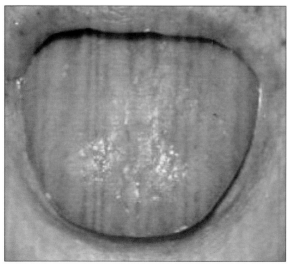

图4-2-35

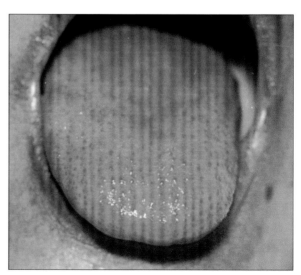

图4-2-36

④红星舌（图4-2-37）：较红刺舌更为突出，犹如草莓，丝状乳头萎缩减少，蕈状乳头不但数目增多，而且显著变大充血。

⑤光滑舌：舌面光滑如镜（图4-2-38），丝状乳头及蕈状乳头同时萎缩，称之为镜面舌。镜面舌为无苔之红绛舌；而剥苔、红刺舌及红星舌可洁净无苔，亦可在舌背上部分区域兼见各色舌苔，如白苔、黄苔、甚至黑苔等，其中尤以黄苔为多见。偶有蕈状及丝状乳头尚无变化而舌色已绛红者，此现象在外感温热病初起时可以见到，但在红绛舌中仅属少数。

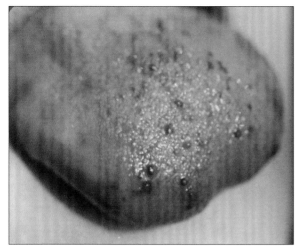

图4-2-37

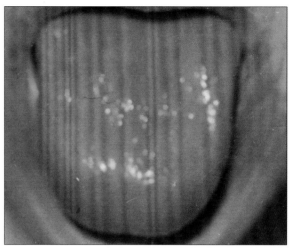

图4-2-38

（2）舌色鲜红或深红（图4-2-39），一般均示营血中有热，只是深红色的热势更甚而已，但热的性质有虚实不同。实热是阳有余，乃由外感温热之邪，或由风寒燥气传里化火而成。

此外，绛舌之临床意义亦然，其实热程度较红舌更为严重。实热型红绛舌大多在热病亢盛时出现。虽然在病程中，由于热灼伤津，也有阴液不足存在，但根本原因在于阳亢热盛。

另外一种情况是虚热。虚热是由阴液不足，相对的反呈阳热有余。这种红绛舌的形成，主要是由于阴虚而致火炎，与上述实热所致者不同，其区别必须结合全身症状。如实热者，必舌红绛

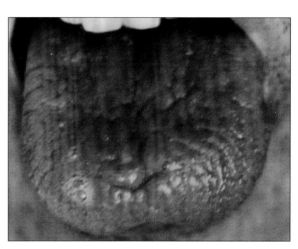

图4-2-39

而口渴喜冷，脉洪数有力；虚热者，舌色虽红绛而口不渴，或虽渴而不喜饮，漱水不欲咽，脉必细数无力。

阴虚再进一步发展，成为纯虚证，而无阳亢见证，此时舌像表现，多呈红绛光滑而枯萎。此种舌像，一般称之为镜面舌，舌质红绛，平如镜面，望之发光，实际干燥无津，或见于全舌，或见于舌之某一部分，均主胃肾之阴液大伤。若出现此种情况，应及早注意，予以大剂滋阴之剂治疗之，否则预后欠佳。

（三）舌形反映的疾病信号

1.胖大舌　较正常舌体胖大的，为胖大舌。有胖嫩与肿胀之分（图4-2-40）。舌体胖嫩，齿痕明显，色淡，多属脾肾阳虚，津液不化，水饮痰湿阻滞所致。舌体肿胀满口，色深红，多是心脾热

盛。若舌肿胀，色青紫而暗，多见于中毒。

2.**瘦薄舌** 舌体瘦小而薄，称之为瘦薄舌（图4-2-41），是阴血亏虚，舌体不充之象。瘦薄而色淡的，多是气血两虚；瘦薄而色红绛且干，多是阴虚火旺，津液耗伤所致。

3.**强硬舌** 舌体失去应有的柔和，伸缩不便或不能转动，称为强硬舌（图4-2-42）。见于外感热病的，多属热入心包，痰浊内阻，或高热伤津，邪热炽盛。见于杂病，多为中风的征兆。

4.**歪斜舌** 舌体偏歪于一侧，称为歪斜舌（图4-2-43），多是中风的征兆。

5.**裂纹舌** 舌体上有各种形状的裂沟或皱纹，称为裂纹舌（图4-2-44）。舌质红绛而有裂纹的，多属热盛；舌质淡白而有裂纹的，多属阴血不足。正常人亦可见裂纹舌，但其裂纹不深，且经久不变，不作病舌论。

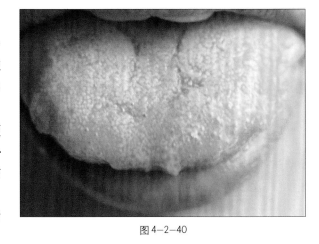

图4-2-40

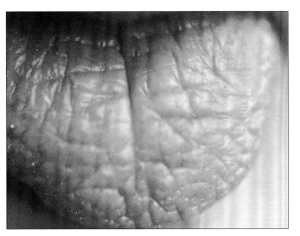

图4-2-41

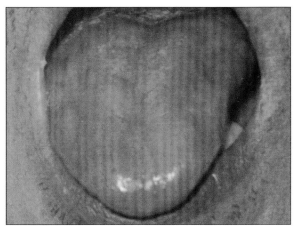

图4-2-42

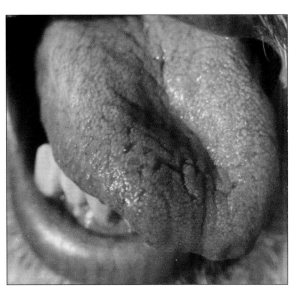

图4-2-43

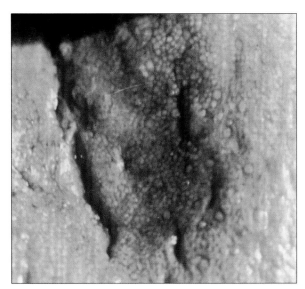

图4-2-44

（四）舌部脏腑区疾病信号

历代舌诊经验指出，舌部脏腑区域的划分大致为：舌根主肾、命门，舌中主脾胃，舌尖主心、肺，舌边主肝、胆。

必须指出的是，以上区域的划分只是一个提示，必须结合临床情况加以具体分析，不能生搬硬套。

此外，还要注意的是，舌根部的舌苔变化往往见于患病日久的慢性病人，由于疾病已经较长时间影响了机体，有很多重要功能可能受到了损害，特别是以下丘脑、垂体、肾上腺皮质为轴心的神经、内分泌的调控系统的功能受到了削弱，常多见于一些长期患有肺、支气管或肝脏等慢性疾病的患者。

舌中部的变化多见于胃、肠道等消化系统疾病的患者；肝脏、胆囊疾病的患者还经常在舌两侧可以见到相应的变化（如瘀点、瘀斑等）。

舌尖部舌质发红，常提示了神经系统或心脏功能发生的相应变化等。

三、望舌诊断常见疾病

"望舌诊断疾病"这个提法，不是说看到了某一个舌像就可以知道患了什么疾病。因为舌像尽管有很多变化，但它绝对不可能与几十种、几百种疾病一一对应。虽然某一个舌像不能与某一个具体的"病"挂钩，但舌像的不同变化却可以反映出这个"病"的临床类型、病理变化特点，并对病情发生、发展、转归和预后等的判断有重要参考价值。

（一）慢性胃炎

（1）不同临床类型的慢性胃炎在舌像上的表现各有特点。浅表性胃炎舌苔以白腻、薄白、薄黄苔为主（图4-3-1）；萎缩性胃炎舌质以红、暗红舌，舌苔以少苔、无苔为主（图4-3-2）；胆汁反流性胃炎舌质以青紫、暗红舌，舌苔以黄厚、黄腻、白厚为主（图4-3-3）。

（2）根据慢性胃炎在舌像上的明显特征，可以将其分为不同中医证型：①脾胃虚弱型：舌体淡白胖大有齿痕、裂纹；舌苔白，有一定数量湿滑苔表现。②胃阴虚型：舌红、裂纹，舌苔薄、剥，还有少量的黄、白苔表现。③肝胃不和型：舌色淡白或淡红，有点刺、齿痕，舌苔色白，苔质厚腻，也有一定的燥糙苔。④脾胃湿热型：舌色红，多点刺、齿痕，舌质偏老，舌苔则以黄厚腻苔为主，也有一定数量的白苔。⑤胃络瘀血型：舌色多青紫、瘀点，有淡白色，舌下瘀血；舌苔白厚腻，质地湿滑。

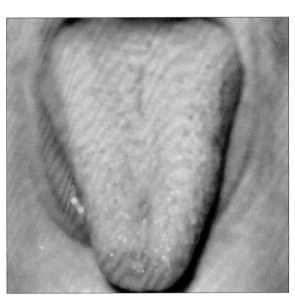

图4-3-1

（3）舌像对于慢性胃炎的病情发生、发展、转归和预后的判断也有较好的参考价值。淡红舌一般为疾病初起，病情较轻。紫黯舌之成因有三：①热邪深重，津枯血燥，血行壅滞；②素有瘀血在胸膈之内，热邪入营，热灼血凝，瘀血更甚；③湿热内侵或素喜饮酒，酒热湿邪，深蕴血中。红舌表明脏腑有热。青紫舌表示病久入里，气血瘀滞，血运不畅。由此，病情由轻至重依次对应舌像为：淡红舌→红舌→紫黯／黯红舌→青紫舌。

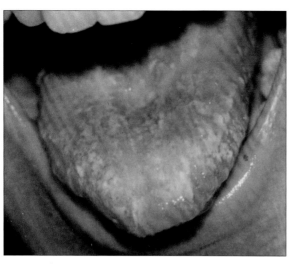

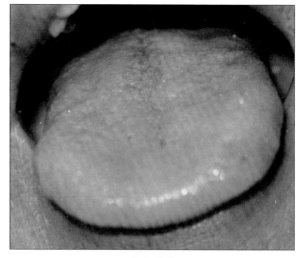

图4-3-2　　　　　　　　　　　　图4-3-3

（4）舌像对于病情轻重的判断有启发。慢性胃炎炎症轻者，大多舌质正常或淡白色；舌苔薄白或薄黄腻；炎症重者，舌质大多呈红舌，舌苔黄厚腻，且胃部的炎症越重，舌苔越显黄而厚。胃炎由表浅或肥厚变为萎缩时，舌苔也会逐渐消退而转白色，光剥或中剥。病程长者可见瘀象，舌下静脉的改变，多见于病程长且炎症较重的患者。

（二）消化性溃疡

消化性溃疡临床分为活动期、愈合期和疤痕期。活动期以红、暗红舌，舌苔以黄厚、黄腻、白厚苔为主（图4-3-4），且病情重，病程长，胃黏膜溃疡面为灰白或褐色苔膜覆盖，边缘肿胀，色泽红润，光滑柔软。愈合期以淡白、淡红舌，白腻、薄白、薄黄苔为主（图4-3-5），说明患者病情好转，病势向愈，从胃镜来看黏膜溃疡缩小，其周围可见黏膜上皮再生的红晕。疤痕期以青紫、暗红舌，少苔、无苔为主（图4-3-6），说明患者病情迁延，从胃镜来看黏膜溃疡面白苔消逝，变成红色出血的瘢痕或中央充血已消失，溃疡已完全愈合成白色疤痕。

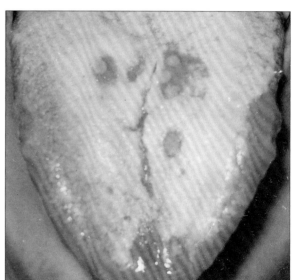

图4-3-4

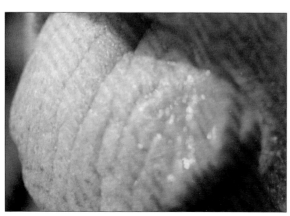

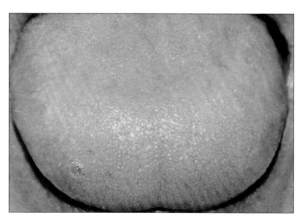

图4-3-5　　　　　　　　　　　　图4-3-6

84

中医望诊 彩色图谱

（三）乙型肝炎

乙型肝炎起病大多隐匿、病程较长。许多患者初诊时，就已是慢性肝炎或肝炎后肝硬化，而易被误诊为急性肝炎，更多患者是在体检时被发现，无法判断病程。此时舌诊可以帮助诊断。舌质红、苔黄腻，多为急性肝炎；舌质暗红色，苔黄腻或黄燥以及舌质红有裂纹、少苔或无苔，多为慢性活动性肝炎。具有以上三种舌像的乙肝患者病毒标志物多为HBsAg、HBeAb、抗—HBc阳性，俗称"大三阳"，或HBsAg、抗—HBc阳性。舌质红绛，苔黄黑腻，多为急性重型肝炎；舌质淡或淡胖，苔白或白腻多为慢性迁延性肝炎，其乙肝病毒标志物多为HBsAg、抗–HBe、抗–HBc阳性，俗称"小三阳"。

乙肝患者舌像分为5型：Ⅰ型淡红舌、Ⅱ型舌质红或绛、Ⅲ型红或舌边尖红、Ⅳ型舌质紫暗或舌面及侧面有斑点、Ⅴ型舌质暗淡。Ⅰ型凝血酶原时间、r球蛋白、血清胆红质的临床指标大都在正常指标范围内，清蛋白与球蛋白之比均未出现倒置，谷丙转氨酶正常或只有轻度升高。其病理学改变常以纤维组织增生，故此型舌多见于慢性迁延型肝炎及慢性活动性肝炎静止期。Ⅱ型舌质多见红绛，或生芒刺，苔黄腻或灰腻。此型病理改变以瘀胆表现最为突出，即肝细胞内胆汁滞留，胆小管扩张、淤胆。其表现为血清胆红质及谷丙转氨酶的指标明显高于其他型。此型舌像多见于慢性活动型肝炎活动期。Ⅲ型舌像其凝血酶原时间、r球蛋白均高于Ⅱ型，肝功能损害亦比Ⅱ型严重；其临床上常伴有肝外表现；病理改变肝细胞排列紊乱，除肝细胞变性，炎性细胞浸润外，尚有肝细胞片状坏死及假小叶的形成；此型其病理改变大多不可逆。在临床上多见于慢性活动型肝炎。Ⅳ型舌像为气滞血瘀的标志，其临床实验室指标均高于Ⅰ型；临床表现较Ⅰ型重；病理改变多为碎屑坏死，界板坏死为主。此型多见于慢性活动型肝炎。Ⅴ型舌质暗淡，舌体胖嫩或边有齿痕，在舌脉变化上，明显分枝繁多并有结节形成，舌黄白相兼或灰白相兼或厚腻或滑，其凝血酶原时间延长，r球蛋白升高，白蛋白与球蛋白之比大多倒置，血清胆红质高，但谷丙转氨酶则不随胆红质升高而升高，反而有所下降，故此舌像多表示肝功能损害严重，病情重，预后差，虚证若见此型舌像，应引起注意。

（四）肝硬化

可以从舌纹来诊断早期肝硬化。一般在舌边出现齿痕纹、舌中出现悬针纹、鱼骨纹等（图4-3-7，图4-3-8，图4-3-9），要警惕有肝硬化的可能。肝硬化腹水病人常见的舌纹有水字纹、龟纹、来蛇纹、去蛇纹等各种异纹。对肝硬化病人临床观察舌纹，要特别注意的是：底红表黑的双火纹；底红表黑、根白的尖点纹；中红、根黄的纹中纹。如舌边青紫，均是出血的预兆。有人发现肝硬化组除舌长、宽、厚明显大于健康人外，100%病例舌静脉内径宽于健康人组，舌下静脉最宽者达7毫米。全部病例舌回声降低、不匀。有18例有团块影，舌边缘线出现中断现象。

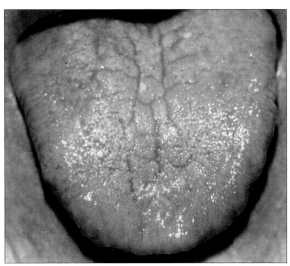

图4-3-7

（五）高血压

原发性高血压的临床分期与舌质的色泽改变之间有相关性，Ⅰ期高血压以舌偏红、舌红绛为主；Ⅱ期高血压以舌淡胖为主；Ⅲ期高血压则以舌瘀紫为主。舌苔变化，Ⅰ期高血压舌苔以薄黄为主；而Ⅱ期、Ⅲ期高血压则以白腻苔、黄腻苔为主。

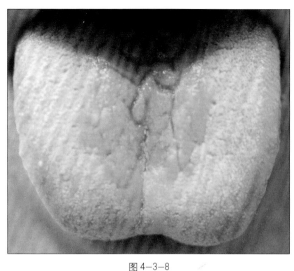

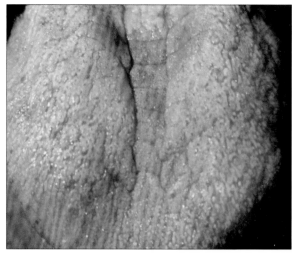

图4-3-8 　　　　　　　　　　　　　　　　图4-3-9

（六）阑尾炎

急性阑尾炎有一定的特征，即舌面红刺（蕈状乳头）色泽鲜明，分布于舌尖及舌尖两侧，多为红刺粗大；舌苔多白滑或黄滑；单纯性阑尾炎以薄白苔为多。急性阑尾炎患者舌体有不同程度的呆滞，舌色红绛多为化脓性或坏疽性阑尾炎；舌质淡红为急、慢性阑尾炎的早期；舌尖红赤，外观呈细或粗红刺粒状为阑尾炎常见的舌像特征。其舌苔早期为薄白苔，随着症状的加重，由薄白苔变为白、薄黄、白腻、黄腻等苔垢，提示阑尾化脓、坏疽、穿孔，有局限性或弥漫性腹膜炎。

急性阑尾炎患者舌尖部可呈红绛、淡紫，粗大刺粒状物占据整个舌尖部，少数病人全舌变红色、绛色；极少数病情危重者有淡紫色出现；少数病人因阑尾坏疽，舌面舌下出现少量绛紫、紫黑色瘀斑点，舌下静脉色泽变红艳。阑尾炎患者随着炎症的发展，舌苔由薄变厚，由白变黄，舌面红星刺也多粗大；病重阶段，舌面红星刺反而消失，但舌苔厚腻加重。

（七）胃及十二指肠穿孔

胃及十二指肠穿孔患者的舌像表现为舌前部光滑明亮(舌乳头萎缩或消失)，舌质色红或绛或淡紫；舌形常略胖大或有齿痕，舌体运动常呆滞，舌色变化多在舌之前半部（图4-3-10）。病初即有舌色改变者常提示穿孔是复杂性的；肿瘤穿孔者舌色常青紫、绛紫或淡白，部分病人舌下可见少量瘀斑点，有条纹线者较少。胃十二指肠穿孔出现舌苔白时，消化阻塞程度就较轻；黄苔和黑苔则重。

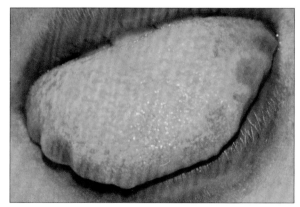

图4-3-10

（八）胆囊炎、胆石症

急性胆囊炎、胆石症的舌像特征为：舌边红赤或着色深于舌的其他部位，或常有瘀斑瘀点及条纹线。苔薄白提示胆囊炎为慢性；舌色红或绛，舌边着色重则多提示胆囊炎为急性炎症，有条纹线者证明炎症是反复发生的；瘀斑瘀点提示结石或炎症严重。

如果仅有舌边着色重，附有少量暗色瘀斑、瘀点，苔薄白或白，常是慢性胆囊炎胆石症（图4-3-11）：舌质绛或绛紫，苔白黄厚腻，为急性阻塞性化脓性胆管炎（图4-3-12）；如在此基础，舌尖红赤线状亮条，为腹腔有少量渗出，局限性腹膜炎；舌尖部出现舌乳头萎缩或消失，舌尖表面光亮区＞0.5厘米。则可为泛发性腹膜炎；舌质青紫可能有胆囊胆道肿瘤存在；舌质淡紫而暗，瘀斑瘀点，常是肝内胆管有结石；舌边红赤伴舌面有蓝色条带，苔厚或腻，为胆胰急性感染(胆胰共病)。

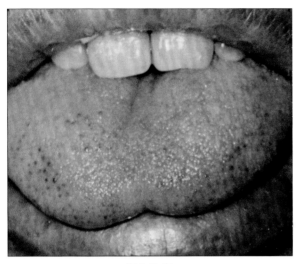

图 4-3-11

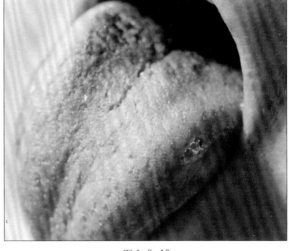

图 4-3-12

（九）肠梗阻

肠梗阻的舌像表现主要为：舌色淡或淡紫，舌面干，厚苔率高或舌前区干印状改变。肠梗阻只有舌苔色变化而无舌质色变化者，提示梗阻是非绞窄性的；若舌色全变为红、绛或绛紫，则提示梗阻为绞窄性的或有血液循环障碍；若舌色青紫或淡，则提示梗阻是肿瘤引起。

（十）急性胰腺炎

急性胰腺炎舌像表现主要特征为：舌面出现蓝色或蓝紫色条带区，伴苔的厚度变化。急性胰腺炎患者舌面蓝色条带区呈现隐隐蓝色，苔色不重，多为单纯性；舌色蓝紫，边赤重伴瘀斑瘀点，多为由胆石症引起的胆胰同病；若舌质青紫色，隐隐蓝色，腻苔或黑焦苔，伴有舌面瘀斑瘀点，多为出血、坏死性改变。

（十一）烧伤

舌诊对于休克程度判断及补液量的调整有重要的参考意义：①润津型：舌面湿润光泽，舌质红润，苔薄白，舌体大小正常，触之柔软，温而淡湿，此型示补液量适中，此型预后好。②少津型：舌面少津或干枯无津，舌质暗或紫，苔燥黄或白腻，舌体枯瘦，触之凉，干瘪或黏，此型提示补液量不足，此型预后差。③多津型：舌面潮湿，舌质淡，苔薄白，舌体较胖大，触之温湿有抵抗感，此型提示液体输入过多或过快，预后较好。可以根据上述的观舌方法，帮助估测和调节输液量和速度。

（十二）流行性乙型脑炎

根据舌像表现，可判断流行性乙脑患者的预后：①舌红苔腻，多属重症，预后较差；②舌苔腻而中剥，预后恶劣；③舌苔少，感邪轻微，或在病退之后正虚，预后较好；④舌质、逐渐转淡、舌苔转薄，预后良好。⑤假如舌红持续时间较长，苔腻不化或反复变化不定，病情都很严重，病程也长。在病程中如舌质由红→淡红，舌苔由厚腻→薄腻→薄白，或舌苔由紧密转松，由舌尖部向中央消退，为顺利恢复之象；反之，舌红或腻苔不变，则每迁延，预后一般不好。

（十三）肺结核

舌像的变化可提示肺结核病情的改变。进展活动期肺结核的突出表现：舌形胖、嫩、裂纹、舌质红（包括绛红），舌苔白、腻、厚，呈微黄。吸收期肺结核的舌形、舌质、舌苔改变均较进展期轻，稳定期舌像基本正常。所以，舌质的颜色由浅变深，舌苔由白变黄，由薄变厚提示病情加重，病期进展，反之则提示病情减轻、稳定。

（十四）蛔虫病

"舌斑"诊断 1～13 岁儿童蛔虫病。"舌斑"称之为"舌苔花剥"，指舌背面中央区，舌苔呈斑点状散在脱落，呈圆形或椭圆形，直径 0.5～1 毫米。依舌苔厚薄、程度不同、该斑点可略凸或略凹，或与舌苔面平行（图 4-3-13）。凡在舌背面中央区检出 5 个以上斑点，定为"舌斑"阳性，斑点 5～10 个为(+)，10 个以上为(++)。"舌斑"阳性者 536 例，其中"舌斑"(++) 者 278 例，"舌斑"(+)者 278 例，它们的蛔虫感染率各为 94.19% 和 83.09%。

（十五）原发性肝癌

肝瘿线，即舌的左右两侧边缘呈现紫或青色，成条纹或不规则形状的斑块、黑点（图 4-3-14）。肝瘿线是原发性肝癌比较独特的舌像特征。40%的肝癌病人的舌质有肝瘿线，当然也有极少数慢性肝病病人也有此表现。当肝癌合并感染或病情加重时肝瘿线明显，而合并消化道出血时肝瘿线消失。

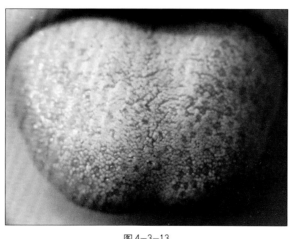

图 4-3-13

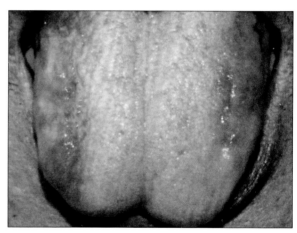

图 4-3-14

（十六）胃癌

舌像的变化对胃癌的诊断具有重要的参考价值，对于 40 岁以上有消化道症状或患有慢性萎缩性胃炎等癌前病变者，若见紫舌、剥苔以及舌边或舌下有瘀斑或瘀点等血瘀征象者，在排除其他疾患后，应高度怀疑有胃癌的可能性。

早期胃癌患者舌质多无变化或见紫暗，舌苔无特异性；中晚期胃癌患者舌质青紫或淡白，多见花剥苔或厚腻苔及裂纹舌，随着病情的进展，裂纹加深，瘀舌明显，而癌前病变的舌像变化介于胃癌组与浅表性胃炎组之间，无特异性。

（十七）肺癌

舌像可提示肺癌患者的不同病理分型：鳞癌和小细胞肺癌的舌像以胖大、齿痕舌、腻苔为主，其裂纹舌亦较多；腺癌多见于红绛舌、紫暗舌、裂纹舌、光剥苔；而肺泡细胞癌未见明显舌形特点。

肺癌患者舌下络脉曲张者较多，且以小细胞肺癌和鳞癌为主，各占一半以上。

从肺癌的分期，Ⅰ、Ⅱ期肺癌以淡红舌、薄白苔为主；Ⅲ期以上肺癌以紫暗舌、胖大舌、齿痕舌、裂纹舌、腻舌、光剥舌为主，舌下络脉曲张也明显增加。

（十八）中风

（1）舌体偏向一侧的，称为"歪斜舌"。常见于脑血管意外（如脑血管痉挛、脑栓塞、脑出血、蛛网膜下腔出血、脑血栓形成等）。还见于面神经炎、舌下神经损伤等病症。

（2）舌体萎缩软弱，无力屈伸，痿废不灵，不能自由活动的，称为"痿软舌"（图4-3-15）。常见于神经系统疾病（如脑软化、延髓球麻痹、脑出血等）、唾液分泌减少等；还可见于进行性肌萎缩、各种热性疾病、舌肌无力、肝昏迷、尿毒症晚期等。

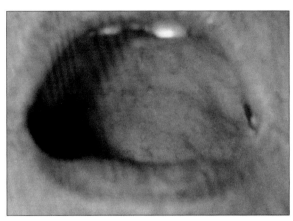

图4-3-15

（3）舌体板硬强直，活动失灵，以致语言謇涩的，称为"舌强"。常见于各种神经系统疾病，如脑血管意外、脑震荡、脑挫伤、乙型脑炎等；亦见于高热昏迷、肝昏迷等。

（十九）其他疾病

（1）舌上瘀斑瘀点，是指与正常舌色深浅不同的点状或片状，如小米粒、高粱米粒样大小或黄豆粒样大小的点状或斑状片区。舌的前半部分出现紫色斑点（图4-3-16），提示得了坏疽性阑尾炎或已穿孔；局限性或弥漫性腹膜炎等。

（2）舌上出现红色大块血斑（图4-3-17），提示得了血友病、血小板减少性紫癜、某些发热性传染病（如流行性出血热、斑疹伤寒、流行性脑膜炎、乙型脑炎、败血症等）。

（3）舌上见有出血点（图4-3-18），有时需用放大镜才能看得清楚。为全身性大出血之先兆，应引起足够的重视。

（4）舌两侧边缘见红色或黑色瘀点（图4-3-19），提示体内有伤，瘀点所位于舌上的位置，可以反映某一相应脏腑的伤病。

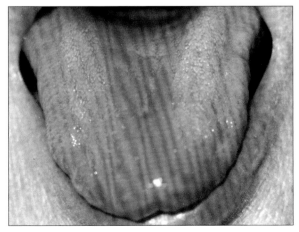

图4-3-16

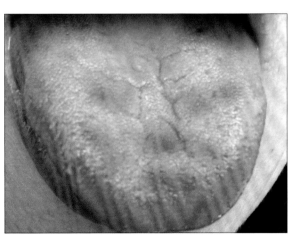

图4-3-17

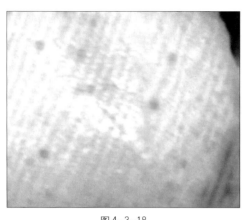

图4-3-18

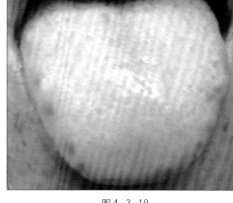

图4-3-19

（5）舌上、舌边缘及口底部见有鲜红色斑块，其上布散粟粒状白色颗粒（图4-3-20），常伴轻微疼痛。该红斑易发生癌变，其癌变率比白斑（见颊黏膜白斑）高出17倍之多，故需特别引起注意。

（6）舌上见有多发性圆形上皮缺损改变（图4-3-21），提示得了溃疡病。如溃疡病好转，其缺损即见消失。

（7）舌体瘦小（图4-3-22），常见于舌肌萎缩、肌萎缩性侧索硬化症、长期严重的消化不良、肝硬化晚期伴腹水、大细胞性贫血、严重感染等病症。

（8）舌体震颤抖动，不能自主，以伸出口时，更为明显的，称为"颤动舌"（图4-3-23），又称为"颤抖"或"舌战"。颤动舌常见于体质虚弱、早衰、胆量过小者以及甲状腺亢进症、神经官能症、帕金森病、进行性麻痹等。

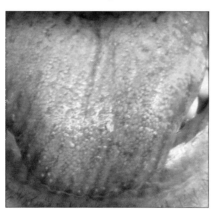

图4-3-20

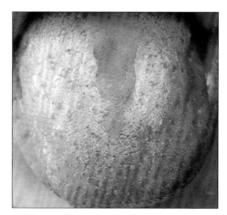

图4-3-21

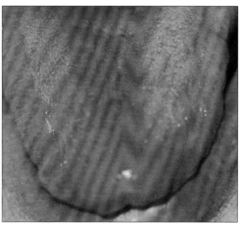

图4-3-22

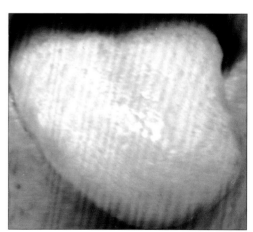

图4-3-23

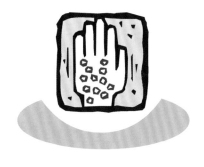

第五部分
望手诊病

一、望手诊病基础

(一)手掌正常掌纹线(图5-1-1)

1.**本能线** 也称生命线,就是由手掌虎口中央起点,自然走向手腕之处将大拇指围起的掌褶纹线。

2.**脑线** 也称智慧线。就是由手掌虎口中央走流到掌中,至无名指中垂线处。

3.**四指掌褶纹线** 也称感情线。就是由手掌打击缘小指下起点走流到中指下的掌纹。

4.**玉柱线** 也称命运线。就是由手腕中央向上走至中指下的掌纹。

5.**性线** 就是小指下掌打击缘从四指掌屈纹上侧生出两三条平直清晰而不间断之掌纹。

6.**生殖线** 就是四指掌屈褶纹起端呈根须状纹。

(二)手掌病理掌纹线(图5-1-2)

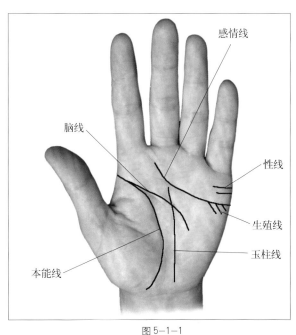

图5-1-1

1.**肝分线** 就是性线延长超过无名指中垂线,也称酒线。有此线多提示过量饮酒或药物中毒导致肝功能障碍。

2.**过敏线** 也称金星环。就是连接食指、中指指缝与小指、无名指指缝之间的弧形连线。有此线提示过敏性体质,易患药物、皮肤、支气管过敏。

3.**土星环纹** 就是手掌离位有一条弧线正好扣住中指根部,为标准的土星环。有此线提示眼疾,肝气不舒。

4.**异性线** 靠手掌打击缘掌面上,有横"丫"字纹,称为异性线。

5.**悉尼线** 就是脑线延长至打击缘的线。临床代表各种恶变病信号,若发现双手均有悉尼线,线末端又有岛纹，提示所患疾病应引起高度重视。

6.干扰线 就是干扰主线的横竖线。

7.非健康线 就是起于掌坎宫，斜走小指下坤宫方向处的掌纹。

8.放纵线 就是小鱼际处有一条或数条朝本能线方向浪漫走流的横线。

9.指腹竖纹线 就是在多数手指腹上出现的竖纹。若指腹竖纹杂乱而多，提示目前消化功能差，消化腺分泌失调。

10.指腹横纹线 就是在双手多数指腹上出现的横纹，提示目前精神压力大而致使体质差或有睡眠障碍。

11.通贯掌 就是四指掌屈褶纹，脑线合融在一起的掌纹。也称断掌、转道纹，此线与遗传有关。

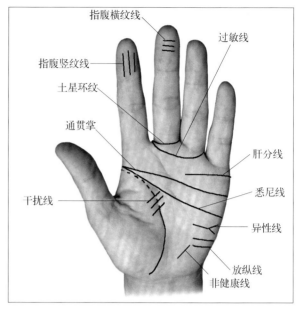

图5-1-2

（三）手掌九星丘、九宫分区划分意义（图5-1-3）

1.巽宫 代表肝胆功能。若此位纹路散乱，皮粗，说明肝胆功能有病变，若此位出现不规则环形纹，提示脂肪肝。

2.离宫 代表心脏功能。若此位纹乱色暗，为心脏功能弱信号。

3.坤宫 代表小腹器官功能。若此位有异常符号，皮粗，色暗，为泌尿、生殖功能有病变。

4.兑宫 代表呼吸系统功能。若此位纹乱，皮粗，色暗，提示呼吸功能差。

5.乾宫 代表心理状况和呼吸系统功能。若此位纹路散乱，皮粗，提示抑郁，易患神经衰弱。

6.坎宫 代表泌尿生殖系统功能。若此位低陷、青筋浮起，提示泌尿系统功能较差，容易感染。

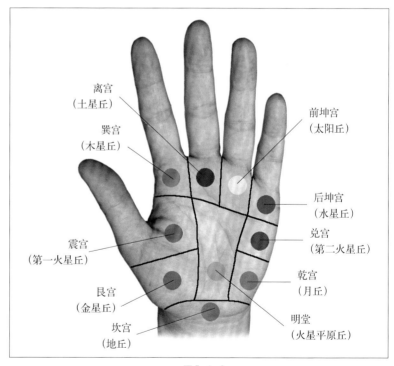

图5-1-3

若此位有菱形或十字形纹示前列腺炎、阳痿早泄、尿道炎或肛门病变。

7.艮宫 代表脾胃功能，若此位色暗皮粗，纹路散乱，提示脾胃功能差。

8.震宫 代表神经系统功能。若此位有田字纹，提示患有胃溃疡。

9.明堂 代表心血管系统功能。若此位纹杂乱，提示心情忧郁，失眠、身体虚弱。

二、掌纹、指甲健康预测

（一）生命线可判断的疾病信号

（1）五指拼拢时生命线同脑线之夹角掌面脂肪凸起，巽位有小岛纹符号，手掌面布满红白斑，人肥手胖，均提示此人患有脂肪肝信号。

（2）双手生命线起点偏高，提示此人肝火旺，爱动怒，易患肝胆类疾病（图5-2-1）。双手生命线起点偏低，提示此人为先天性低血压，易患不育症。

（3）生命线只走到全程一半突然中断消失，且末端分小叉纹，提示此人有家族性脑出血病史，若末端齐头，提示易患肝硬化信号（图5-2-2）。

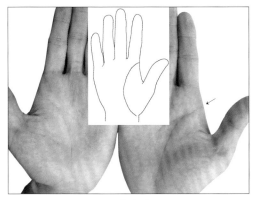

图5-2-1

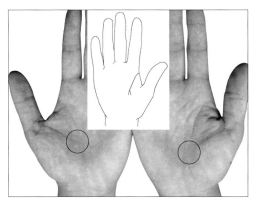

图5-2-2

（4）生命线中央有小岛纹符号，提示易患脾囊肿信号（图5-2-3）；若有大岛纹，提示胃、乳腺、肺有恶变病信号（图5-2-4）。

（5）生命线末端有明显的大岛纹符号（图5-2-5）。男性提示此人随着年龄增长有患腰腿痛或前列腺疾病信号。女性提示此人有患腰腿痛和附件炎疾病信号。女性若双手掌生命线末端均有大岛纹，提示妇科恶变病先兆；若女性双手生命线末端有小岛纹，提示子宫肌瘤信号（图5-2-6）。

（6）生命线上端线上有"米"字纹符号，提示此人患有心绞痛病史（图5-2-7）。

（7）生命线末端有主线一样粗的鸡蛋样明显垂直岛纹，提示此人有患大肠、直肠恶变病信号（图5-2-8）。

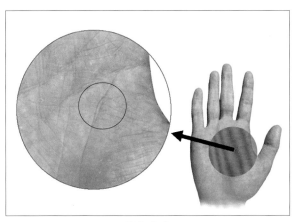

图5-2-3

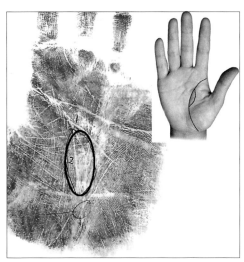

图5-2-4

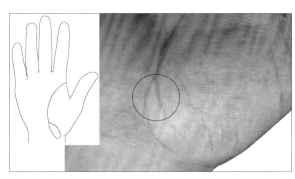

图5-2-5

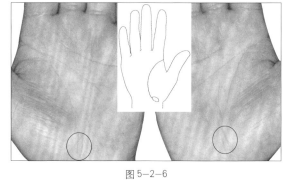

图5-2-6

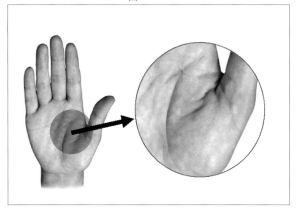

图5-2-7

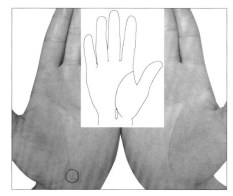

图5-2-8

（8）生命线末端靠坎宫处有明显的三角纹符号相切，提示此人患有慢性疝气疾病史（图5-2-9）。

（9）生命线末端分叉而行，提示此人应积极防治关节炎（图5-2-10）。

（10）生命线末端内侧金星丘或线上有小凹坑，提示此人患有腰椎间盘突出症，儿童手掌有此样小凹坑，多提示儿童身高长得快（图5-2-11）。

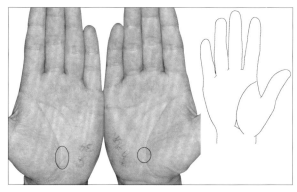

图5-2-9

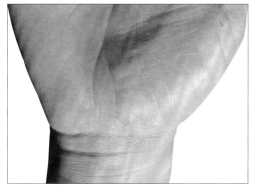

图5-2-10

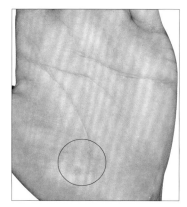

图5-2-11

（二）脑线可判断的疾病信号

（1）脑线极短，提示此人易患头痛、眩晕，在一些癫痫病人手掌上也常常可以见到此纹（图5－2－12）。

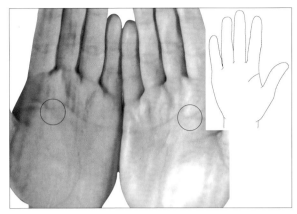

图5－2－12

（2）脑线比其他两大主线变粗，且色泽发红，提示此人心脏压力大，思虑过度。

（3）脑线平直而长，提示此人固执、易怒，易患头痛、脑血管等脑性疾患。

（4）脑线中央有较大岛纹，提示此人已患有眩晕、梅尼埃综合征（图5－2－13）。

（5）脑线中央有三四个相连小岛纹符号，提示此人近期心脏负荷压力大，有患心脏疾患先兆（图5－2－14）。

（6）脑线末端上侧生出一条支线上行小指或无名指根方向，提示此人患有颈椎增生病。

（7）脑线上有干扰线、"十"字、"米"字或分叉纹，提示此人易患头痛信号（图5－2－15）。

（8）脑线较生命线、感情线浅，或呈断续状，提示此人患有低血压、脑供血不足、眩晕信号。

（9）脑线起端同本能线分开距离大（图5－2－16），提示此人情绪易波动，女性常常受白带过多之困扰，男性常常阴囊易潮湿。这种人无论男女，舌根位置的舌苔常发黄厚腻。

（10）脑线起端巽位（木星丘）若高凸巨大惹人注目，提示此人有患脑出血先兆。

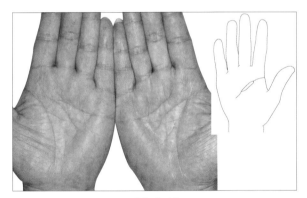

图5－2－13

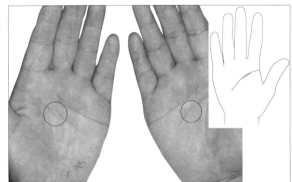

图5－2－14

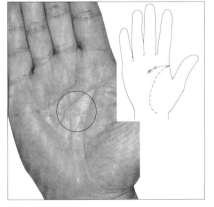

图5－2－15

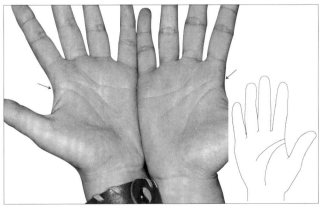

图5－2－16

（三）感情线可判断的疾病信号

（1）感情线起端光滑、有明显的小岛纹做起点或感情线两端无生殖线，均提示此人易患先天性不育不孕症（图5-2-17）。

（2）感情线紊乱，提示此人自幼呼吸道功能差（图5-2-18）。

（3）感情线起端分大叉纹，或有中断之迹，均提示此人幼年患有肺疾、发烧等危及生命的大病史（图5-2-19）。此类人临床发现多为体质差。

（4）小指下感情线上有明显的小岛纹或有长岛纹符号，提示此人患有耳鸣、中耳炎史（图5-2-20）。

（5）感情线直走入食指、中指指缝内，提示此人长期消化功能差（图5-2-21）。

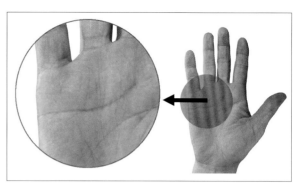

图5-2-17

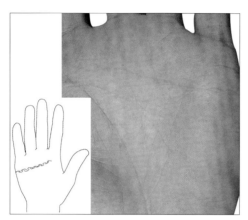

图5-2-18

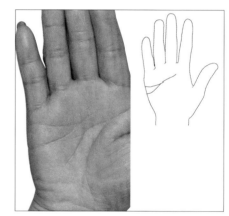

图5-2-19

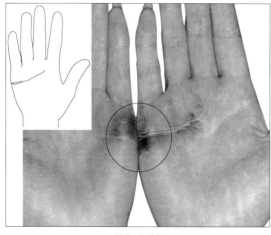

图5-2-20

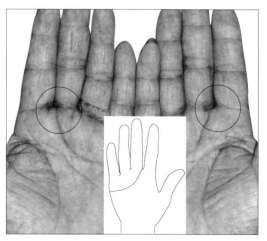

图5-2-21

（四）太阳线可判断的疾病信号

（1）有几条极短的太阳线或太阳线与干扰线呈"井"字纹，提示此人血压偏低（图5-2-22）。

（2）太阳线上有小岛纹，提示此人患有近视信号（图5-2-23）。

（3）有标准长的一条或几条太阳线，提示此人应积极防治颈椎增生病（图5-2-24）。

（4）太阳线被干扰线干扰成"丰"字纹符号，提示此人患有慢性气管炎疾病（图5-2-25）。

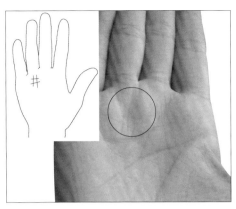

图 5-2-22

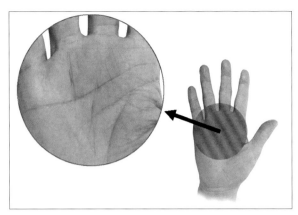

图 5-2-23

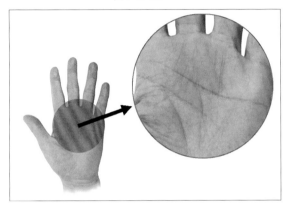

图 5-2-24

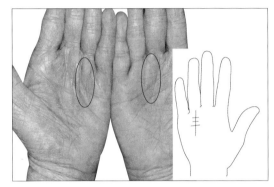

图 5-2-25

（五）非健康线可判断的疾病信号

（1）非健康线上有岛纹，提示此人患有肝囊肿信号（图 5-2-26）。若出现较大岛纹，提示此人患有肝损伤、乳腺增生信号。

（2）非健康线同变异的肝分线相融合一起，提示此人有患肝恶变病倾向（图 5-2-27）。

（3）非健康线变粗，同第一火星平原丘的横卧凹沟呈倒"八"字样纹，提示此人已患有萎缩性胃炎信号（图 5-2-28）。

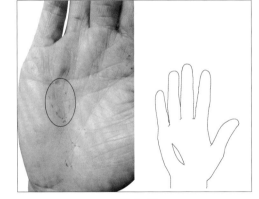

图 5-2-26

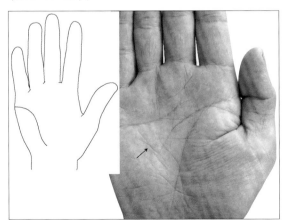

图 5-2-27

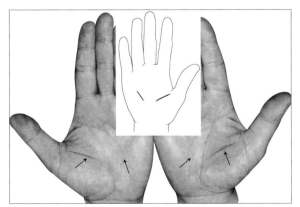

图 5-2-28

（六）性线可判断的疾病信号

（1）无性线或性线细弱看不清，提示此人患有先天性不育症信号。

（2）性线被干扰线干扰杂乱，提示此人泌尿系有感染病史（图5－2－29）。

（3）性线前端分叉纹，提示此人有夫妻分居史，或性生活有障碍（图5－2－30）。

（4）性线上有小岛纹，提示性生活有障碍（图5－2－31）。

（5）性线下弯到感情线，提示此人易患腰痛耳鸣（图5－2－32）。

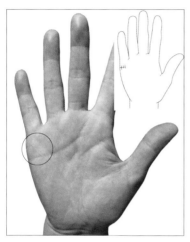

图5－2－29

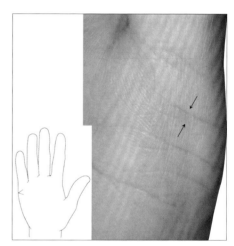

图5－2－30

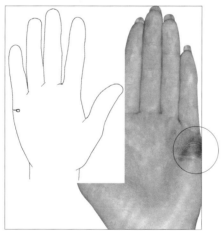

图5－2－31

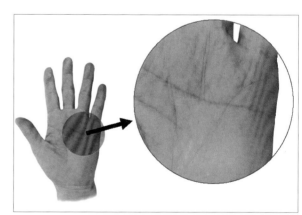

图5－2－32

（七）放纵线可判断的疾病信号

（1）放纵线笔直而长，提示此人喜肉食，营养过剩（图5－2－33）。

（2）放纵线细弱或呈断续状，提示此人多梦、失眠、易患多汗症（图5－2－34）。

（3）放纵线上有岛纹符号，或有明显的干扰线干扰，提示此人应节制房事，影响健康。

（4）有标准较深的放纵线，或有两三条放纵线，或双手指腹紫红色，提示此人应积极防治糖尿病（图5－2－35）。

（5）放纵线呈网状杂乱纹，提示女性月经不调，男性易患肾虚腰痛（图5－2－36）。

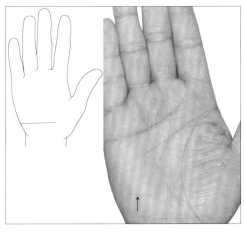

图 5-2-33

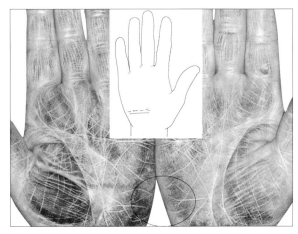

图 5-2-34

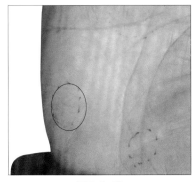

图 5-2-35

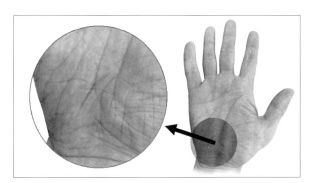

图 5-2-36

（八）过敏线（金星环）可判断的疾病信号

（1）过敏线中央有规则或不规则的小岛纹符号，提示此人患有甲亢信号（图5-2-37）。

（2）过敏线在小指、无名指缝掌面处有方形纹符号，提示此人有脑内伤史（见图5-2-38）。

（3）过敏线有两条，或有标准的一条，提示此人为过敏体质（图5-2-39）。

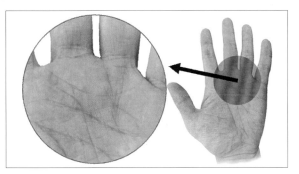

图 5-2-37

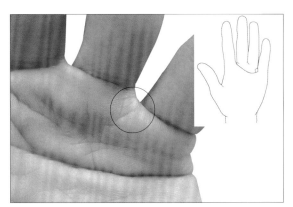

图 5-2-38

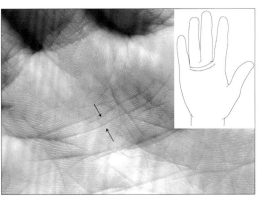

图 5-2-39

（九）肝分线可判断的疾病信号

（1）肝分线延长走到中指下感情线上，提示此人患有关节炎信号，肥胖男性痛风患者临床也可见到此纹。

（2）肝分线上有岛纹，提示此人多因过量饮酒引起肝损伤史（见图5-2-40）。

（3）肝分线上有数条干扰线，提示此人患有肝炎病史。

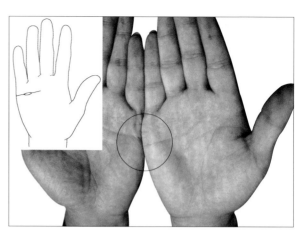

图5-2-40

（十）悉尼线可判断的疾病信号

（1）悉尼线末端有岛纹，无论此人目前感觉如何，应根据自身某种病情况定期去医院进行防癌普查（图5-2-41）。

（2）悉尼线末端分小叉纹或末端呈羽毛状，提示此人（儿童）易患过敏性紫癜（图5-2-42）。若一个人双手掌或单手掌自幼开始就有明显的悉尼线，提示此人婴幼儿时患有发烧等大病史。

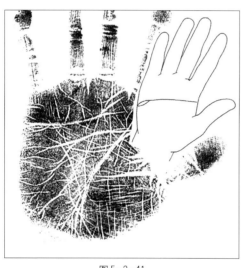

图5-2-41

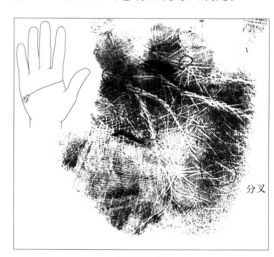

分叉

图5-2-42

（十一）通贯掌线可判断的疾病信号

（1）链状通贯掌者，提示此人易患头痛、顽固性头痛。

（2）通贯掌中央有小岛纹符号，提示此人易患心脏及视力方面疾患（图5-2-43）。

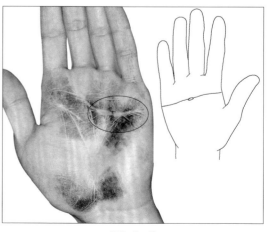

图5-2-43

中医望诊彩色图谱

（十二）便秘线上可判断的疾病信号

（1）便秘线标准，提示此人患有顽固性便秘史或患过痔疮（图5-2-44）。

（2）便秘线变成主线一样粗，提示此人患有癫痫疾病信号。

（3）有几条短的便秘线，提示此人应防治便秘。若大鱼际（艮位）有静脉凸起一到两三条，提示此人多为大便干燥（图5-2-45）。

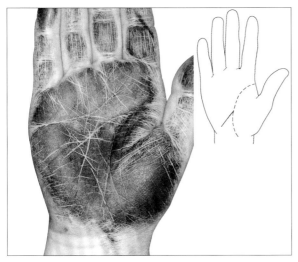

图5-2-44

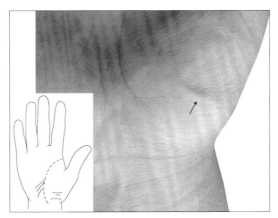

图5-2-45

（十三）指甲诊病法

1.指甲色泽诊病法

（1）十指甲前端有片状红带出现，提示胰腺炎信号。临床发现有些胰腺患者中指甲还出现不规则的紫色斑块（图5-2-46）。

（2）十指指甲甲面沿下有一条细鲜红线，提示此人正患肠胃炎（图5-2-47）。十指甲甲面沿下有一条较宽粗样鲜红色线，提示此人正患大肠炎、腹泻（图5-2-48）。

（3）大拇指指甲白色月眉部位几乎占全甲的1/2，呈红色，白色月眉又有鲜红色斑块，提示此人有慢性咽炎，扁桃体炎因感冒而引起急性发作（图5-2-49）。

（4）大拇指指甲面出现一条不凸起的纵黑线纹，提示甘油三酯高，血黏度高，脑动脉硬化信号。若儿童有此线，临床验证已造成大脑记忆力减退（图5-2-50）。

（5）十指指甲面干巴无色泽，如干木样色泽，提示此人已患恶变病到中晚期。

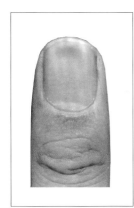

图5-2-46

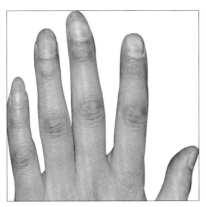

图5-2-47

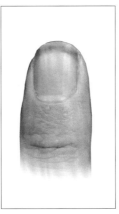

图5-2-48

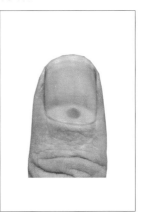

图5-2-49

（6）十指指甲面白色月眉处出现有纵黑色露苗小线向上放射，提示此人已患恶变病，临床发现妇科癌症多见（图5-2-51）。

（7）十指指甲面干巴呈灰色，甲面下又有数块小黑斑点者，提示此人已患恶变病到中晚期（图5-2-52）。

（8）十指甲呈青黑色，提示此人体内有严重的瘀血阻滞（图5-2-53），车祸及其他外伤患者常常可以看到青黑色指甲。

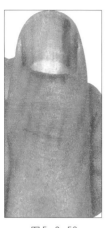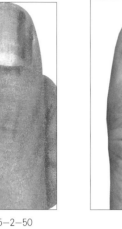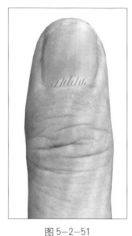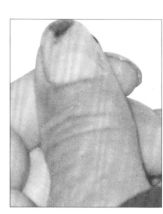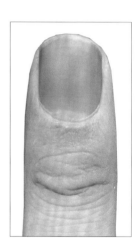

图5-2-50　　　　　　　图5-2-51　　　　　　　图5-2-52　　　　　　　图5-2-53

（9）十指甲皮带紧缩，皮囊处呈咖啡色，并生有肉倒刺，提示此人近期心火胃火旺盛，或心脏神经官能症（图5-2-54）。

（10）十指甲甲面呈黄色，提示此人正患肝部疾患（图5-2-55）。

（11）若小指指甲面有一白色斑块，小指皮囊发红变肿，提示此人正患泌尿系结石病（图5-2-56）。

（12）十指甲甲面均出现白色点状，提示此人近期消化功能异常障碍（图5-2-57）。

（13）青年女性若十指甲周甲墙皮色短时间充血发红色，多提示正在月经期或月经量多（图5-2-58）。

（14）多数指甲面中央若出现有乌云状黑斑块，提示此人患肝恶变病信号（图5-2-59）。

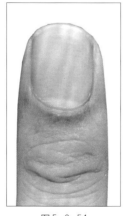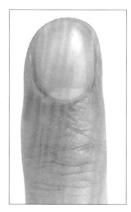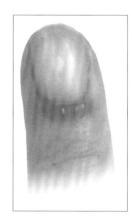

图5-2-54　　　　　　　图5-2-55　　　　　　　图5-2-56

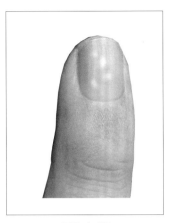
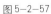

图 5-2-57

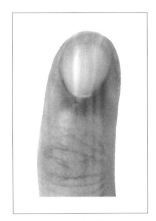

图 5-2-58

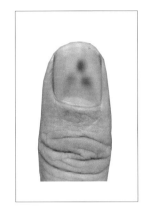

图 5-2-59

2. 指甲健康圈诊病法

（1）十指甲健康圈（白色月眉）发青色，提示此人有气血瘀滞的危症（图 5-2-60）。

（2）十指甲健康圈发灰黑色，提示此人身体某部位患有疼痛症，或有高血脂、动脉硬化（图 5-2-61）。

（3）十指甲健康圈均发黑红色或紫蓝色，提示此人心脏疾病信号（图 5-2-62）。

（4）十指甲健康圈同甲面干燥似朽木样发白色，多提示肝癌中晚期（图 5-2-63）。

（5）十指甲健康圈大于全甲的五分之二，提示此人有家族遗传性高血压（图 5-2-64）。

（6）十指甲健康圈走向甲面边缘呈小锯齿状，提示此人心律失常信号（图 5-2-65）。

（7）若十指甲健康圈过大，走向甲面边缘呈地图锯齿状者，多提示胃患恶病信号（图 5-2-66）。

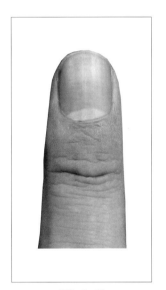

图 5-2-60

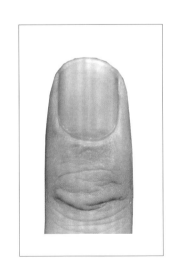

图 5-2-61

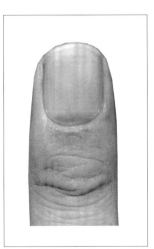

图 5-2-62

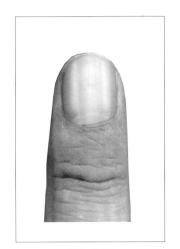

图 5-2-63

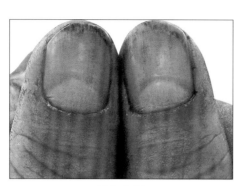

图 5-2-64

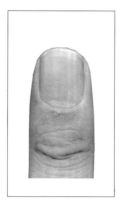

图 5-2-65

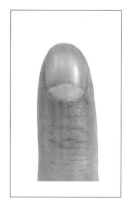

图 5-2-66

3.观指甲外形诊病法

（1）十指甲呈长大甲形（甲体面积占本指节的 3/5 以上）者，提示此人先天性呼吸道功能差，易患呼吸系统疾病（图 5-2-67）。

（2）十指甲呈小甲形（甲体面积占本指节 1/3）者，提示此人易患先天性顽固性头痛。

（3）十指甲多数呈圆形甲体者，提示此人易患偏头痛（图 5-2-68）。

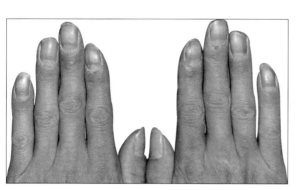

图 5-2-67

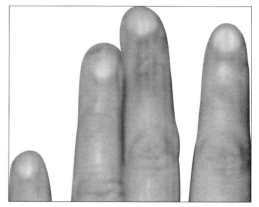

图 5-2-68

（4）若指甲多数呈头大根小的扇形甲体，且前端上翘后端呈凹状者，提示此人易患甲状腺疾病，性功能易减退（图 5-2-69）。

（5）十指甲呈又宽又短者，以双手掌大拇指最为明显，提示此人女性者易患不孕症；男性者为少精，死精症（图 5-2-70）。

（6）十指甲呈勺状者，提示此人为长期糖尿病所致（图 5-2-71）。

（7）小指甲根前端大而甲根小，指甲皮带又紧束，提示此人易患不孕症（图 5-2-72）。

（8）大指指甲面出现有一条隆起的纵黑线纹，提示此人患高血压、心绞痛（图 5-2-73）。

（9）中指指甲两侧呈有角形的方形甲，提示此人患有胃窦炎信号（图 5-2-74）。

（10）食指指甲面有浅的横凹沟，提示此人患有慢性胃炎（图 5-2-75）。

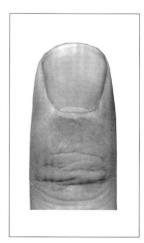

图 5-2-69

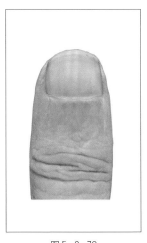

图 5-2-70

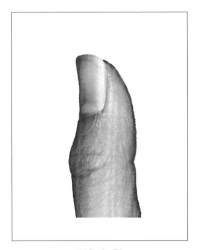

图 5-2-71

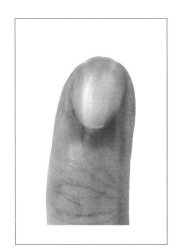

图 5-2-72

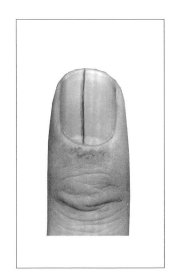

图 5-2-73

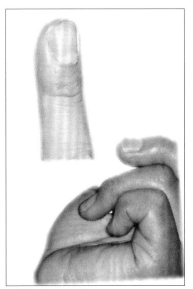

图 5-2-74

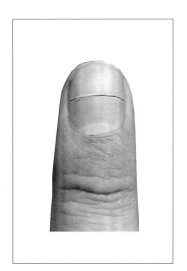

图 5-2-75

三、望手诊断常见疾病

（一）头痛

（1）当手掌出现通贯掌或通贯掌呈链状时，提示顽固性头痛信号（图5-3-1）。

（2）脑线上被明显的大"米"字锁定，或大拇指指节头如球拍状，提示习惯性头痛（图5-3-2）。

（3）脑线与本能线之间有明显的贯桥线，提示顽固性头痛信号（图5-3-3）。

（4）正常脑线上有几条干扰线，提示头痛信号（图5-3-4）。

（5）脑线过长又附着本能线而行，提示易患抑郁症、胃病、头痛（图5-3-5）。

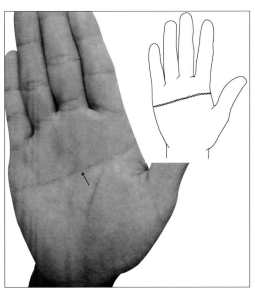

图 5-3-1

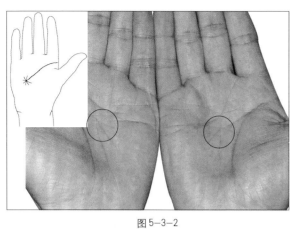

图 5-3-2

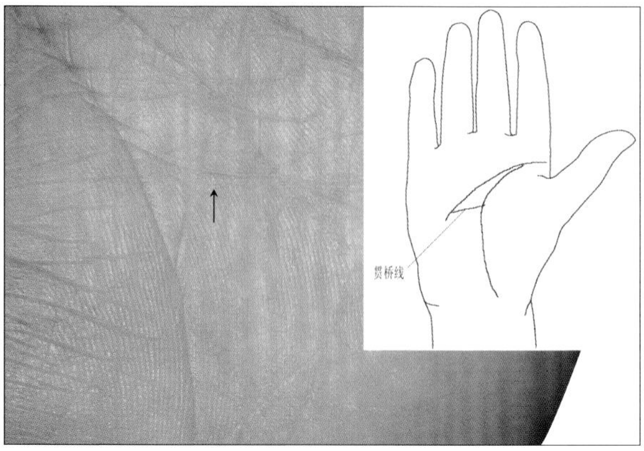

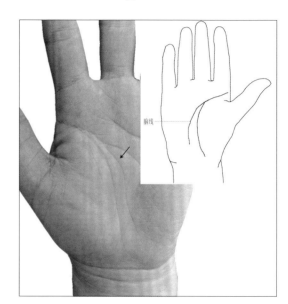

图 5-3-3

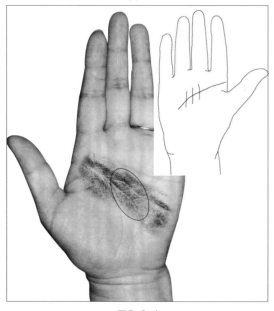

图 5-3-4

图 5-3-5

（二）眩晕

（1）手掌三大主线均浅，提示血压偏低，易发生眩晕。

（2）脑线中央有一光滑大岛纹，提示眩晕信号（图 5-3-6）。

（3）脑线于中指或无名指下有边缘不规则大岛纹，提示眩晕信号（图 5-3-7）。

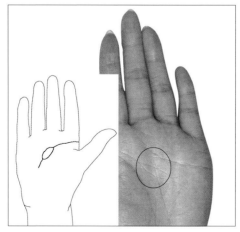

图 5-3-6

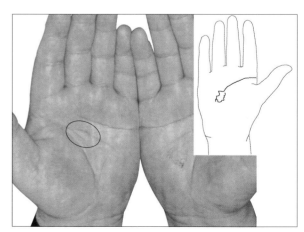

图 5-3-7

（三）近视

（1）有几条短而弱的太阳线，无名指下感情线上有一个小岛纹符号；脑线中央处有一个小眼岛纹，以上均提示近视或视神经障碍信号（图5-3-8）。

（2）太阳线上有一小岛纹，提示近视信号。

（四）脑出血

（1）双手本能线短而末端开叉，提示家族性脑出血信号（图5-3-9）。

（2）脑线平直而行，食指下木星丘独照高大，提示进入中年易患脑出血病。

（3）有标准的通贯掌，掌根有几条忽粗忽细的放纵线，提示易患突发性脑出血（图5-3-10）。

（4）中指特别长的人或中指掌面有一条曲线贯穿中指，提示脑出血信号。

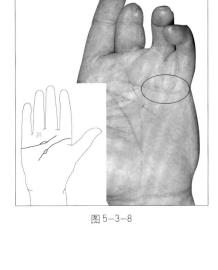

图5-3-8

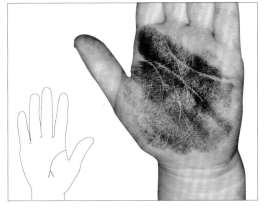

图5-3-9

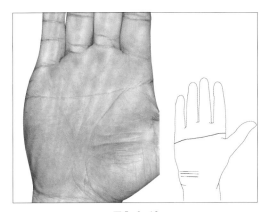

图5-3-10

（五）脑肿瘤

（1）脑线从本能线中指下方生出，平直，提示有患脑瘤倾向。

（2）脑线呈链状或特别短，提示头痛或有脑瘤倾向（图5-3-11）。

（3）脑线起点与感情线末端相承接有贯桥线，提示有患脑瘤倾向（图5-3-12）。

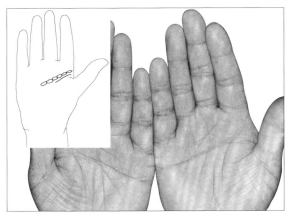

图5-3-11

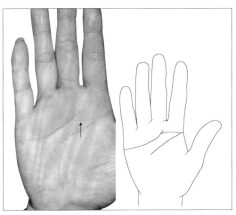

图5-3-12

（六）鼻咽炎（癌）

（1）感情线末端走流到食指、中指指缝下，末端又呈鱼刺状或羽毛状（图5-3-13）。

（2）食指、中指指缝出现方形纹或异样符号（图5-3-14）。

（3）感情线末端有方形纹符号，右手拇指甲中央有黑色斑块，提示鼻癌信号（图5-3-15）。

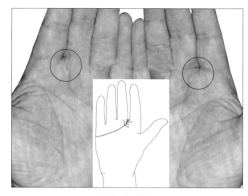

图5-3-13

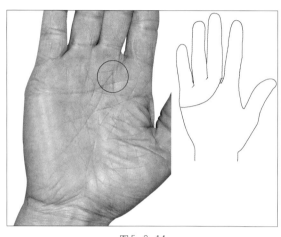

图5-3-14

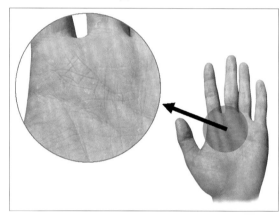

图5-3-15

（七）中耳炎、耳鸣

（1）小指下感情线上有一小岛纹，提示耳鸣信号。

（2）若小指下感情线上有一长岛纹，提示慢性中耳炎或中耳炎史（图5-3-16）。

（八）脑动脉硬化

（1）大拇指根纹路变成僵直，此部位并有血管浮露。提示脑动脉硬化信号。

（2）甲诊：拇指指甲面若出现一条引人注目不凸起的纵黑线纹宽约1～3毫米，提示甘油三酯高、血稠、脑动脉硬化信号（图5-3-17）。

（3）十指指甲白色月眉呈晦暗色，提示脑动脉硬化先兆。

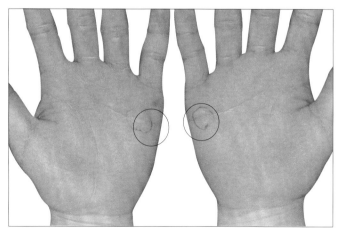

图5-3-16

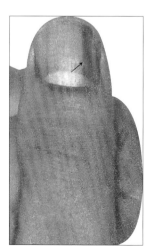

图5-3-17

（九）颈椎病

（1）脑线近末端处生出一条走向坤位方向的弧形支线，提示颈椎病信号（图5-3-18）。

（2）无名指下感情线上有几条长的太阳线，提示有颈椎增生（图5-3-19）。

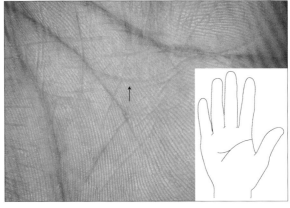

图5-3-18

（十）甲状腺功能亢进

（1）过敏线中央有一小岛纹；双手大拇指第二指节掌面鼓大；均提示甲亢信号（图5-3-20）。

（2）患者自然站立，双手向前平伸，五指自然张开，若手指微微发抖，即是甲状腺功能亢进症之表现。若五指并拢自然发抖，提示颈椎病信号。

（3）用钢笔顶端压大拇指指节掌面第二节甲状腺反射区时，有疼痛感，提示甲亢信号。

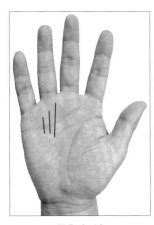

图5-3-19

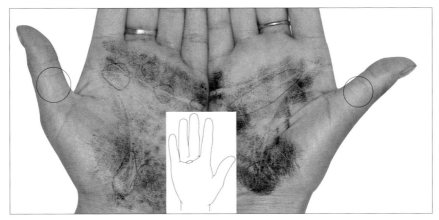

图5-3-20

（十一）失眠（多梦、神经衰弱）

（1）脑线过浅，提示记忆力减退，易患神经衰弱。十指前指节纹均为光滑一道，提示此人大脑易疲劳，注意力不易集中。

（2）脑线断续状，提示失眠、头痛、大脑易疲劳（图5-3-21）。

（3）脑线过度附着本能线下垂而行，提示易患失眠、神经衰弱（图5-3-22）。

（4）脑线延伸至月丘，线末端并有杂乱干扰线，提示易患失眠、神经衰弱（图5-3-23）。

（5）脑线末端有三角纹，提示脱发、神经衰弱信号（图5-3-24）。脑线从本能线起点下方生出，提示易患神经衰弱信号。

（6）感情线末端下弯走到本能线，无名指指根有杂乱纹，均提示神经衰弱信号（图5-3-25）。

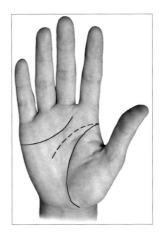

图5-3-21

（十二）食管炎（癌）

中指下有明显的方形纹符号扣住感情线（图5-3-26），且靠方形纹巽位方向有数条短干扰线或方形纹符号处呈黑褐色，提示食管癌信号。

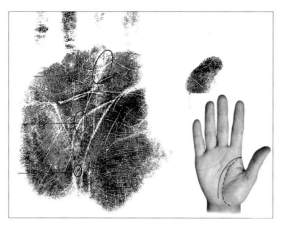
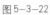

图 5-3-22

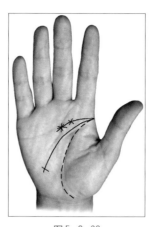

图 5-3-23

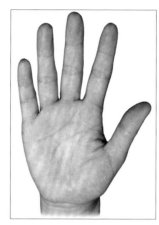

图 5-3-24

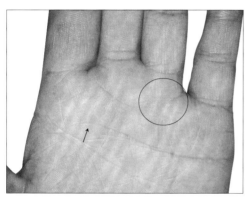

图 5-3-25

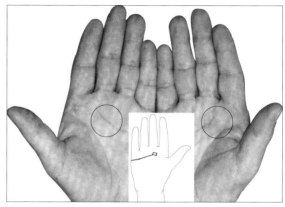

图 5-3-26

（十三）肺结核

（1）本能线中央有一大岛纹符号，提示有遗传性肺结核家族史（图 5-3-27）。

（2）感情线紊乱或无名指下有一方形纹扣住感情线，小指、无名指各关节处又有静脉浮露，提示肺结核或肺上有钙化点（图 5-3-28）。

（3）十指端慢慢增大如鼓槌状，提示长时间慢性缺氧，临床多见于先天性心脏病、严重的肺疾患（图 5-3-29）。

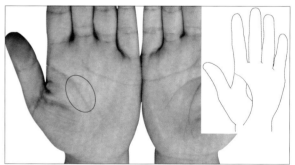

图 5-3-27

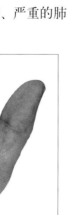

图 5-3-28

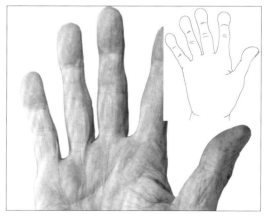

图 5-3-29

（十四）支气管炎

（1）感情线前端中指下有干扰线，提示慢性支气管炎（图5-3-30）。

（2）方庭狭小，提示易患慢性肺病和皮肤病（图5-3-31）。食指第二指节蜂腰状变细，提示慢性支气管炎信号。感情线前端两侧出现小毛状胚芽纹，提示肺炎发作期末转入慢性支气管炎。

（3）无名指下太阳线呈"丰"字状，提示慢性支气管炎。双手十指指甲均呈卷席筒状（图5-3-32），提示家族性气管炎。

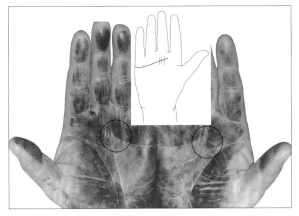

图5-3-30

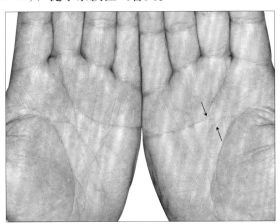

图5-3-31

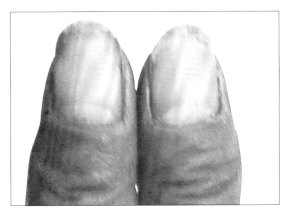

图5-3-32

（十五）肺癌

（1）感情线上有长的数条竖干扰线，又有悉尼线和一条长的干扰线穿过三大主线走入大拇指掌面内，提示肺癌先兆（图5-3-33）。

（2）非健康线变粗穿过本能线上行至兑位，提示肺癌先兆（图5-3-34）。

（3）有通贯掌且食指指纹又是弓形纹者，提示易患肺癌（图5-3-35）。

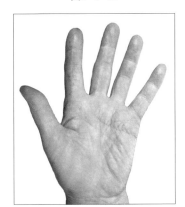

图5-3-33

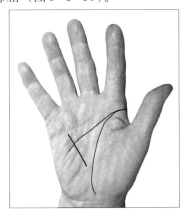

图5-3-34

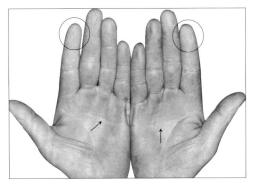

图5-3-35

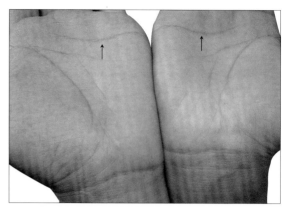
图 5-3-36

（十六）低血压

（1）感情线走到无名指和中指缝下处下垂呈弧形凹状，使碱区增大，提示低血压、胃下垂（图5-3-36）。

（2）感情线走到巽位，无名指下有两条一长一短的太阳线穿交感情线，提示血压不稳定（图5-3-37）。

（3）本能线起点低，使酸区缩小，手压捏酸区弹力又差；太阳线呈"井"字纹符号。

（十七）高血压

（1）本能线起点偏高，且本能线走到中央处弩张交过玉柱线，使酸区增大，提示高血脂、高血压信号（图5-3-38）。酸区较大之人也应预防脑出血。全手掌呈茶红色，提示高血压，并要预防脑出血的发生。

（2）甲诊：十指指甲白色月眉过大（超过全甲2/5），提示家族性高血压（图5-3-39）。

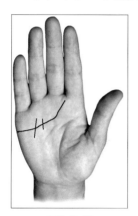
图 5-3-37

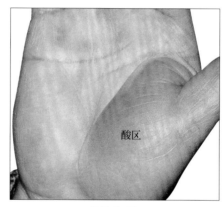
酸区
图 5-3-38

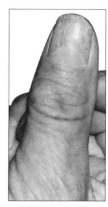
图 5-3-39

（十八）心脏疾病

（1）感情线和脑线之间有贯桥线，提示是患心脏病的信号线（图5-3-40）。

（2）中指下离位有明显的三角纹符号，提示心脏病信号（图5-3-41）。

（3）脑线中央处出现三四个小眼状岛纹，提示劳累导致心悸。

（4）太阳线上有"十"、"米"字纹，提示突发性心脏病信号。

（5）手掌方庭内有"十"字纹；大拇指腹肚外侧有"十"字纹，中指矮于两邻指；感情线上出现红色斑点均提示心律不齐信号（图5-3-42）。

（6）方庭狭窄，提示二尖瓣狭窄信号；玉柱线又深又红，直捣中指掌面内，提示患心脏病已

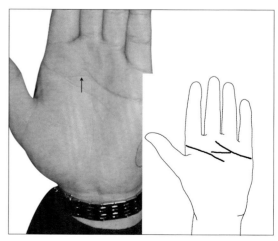
图 5-3-40

久（图5-3-43）。

（7）大拇指指甲面有一条凸起的黑色纵线纹，提示心绞痛、高血压信号（图5-3-44）。

（8）本能线上出现"米"、"十"、"△"、"☆"纹，脑线也同时出现"十"、"米"字纹，提示心绞痛。

（9）感情线在无名指下分叉，提示易患心脏病信号（图5-3-45）。

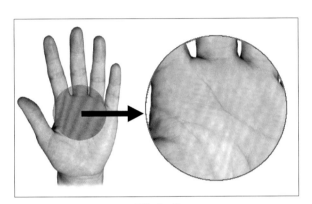

图5-3-41

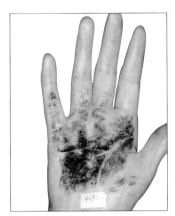

图5-3-42

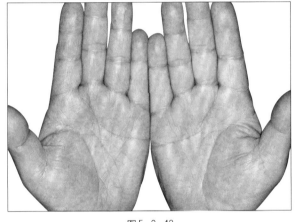

图5-3-43

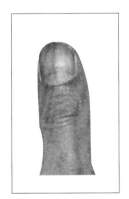

图5-3-44

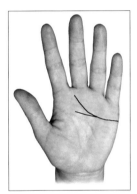

图5-3-45

（十九）心肌梗死

（1）双手本能线中央似草书样明续暗断变浅。或十指指甲面出现有突起几条横线纹。提示有突发性心肌梗死信号（图5-3-46）。

（2）脑线起点有明显的小岛纹或胖人中指下感情线上有圆形岛纹，提示有心肌梗死倾向信号。

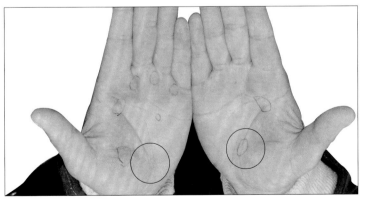

图5-3-46

（二十）乳腺增生

（1）双手掌或一手掌无名指下感情线与脑线之间有倾斜的冬青树叶状岛纹，相切上下两大掌纹，提示乳腺增生信号（图5-3-47）。

（2）中指指甲面一侧有辫子样凸纵纹，提示乳腺增生信号（图5-3-48）。无名指甲面有沙粒样排列条状凸纵纹，提示乳腺增生信号（图5-3-49）。食指指甲面有绳状纵凸线纹，提示乳房肿块，乳房纤维腺瘤信号。

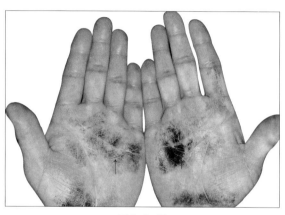 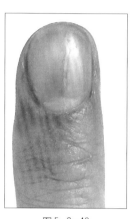 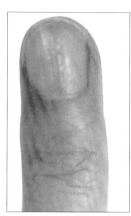

图5-3-47　　　　　　　　　　　图5-3-48　　　　　　　图5-3-49

（二十一）乳腺癌

（1）乳腺增生样叶状岛纹下边延伸支线走流大拇指节掌面内，提示乳腺癌信号。

（2）乳腺增生样叶状岛纹灰黑色或枯叶色，非健康线比三大掌纹主线还粗，提示乳腺癌信号（图5-3-50）。

（3）非健康线上有大岛纹或大"米"字纹符号，均提示乳腺癌信号（图5-3-51）。

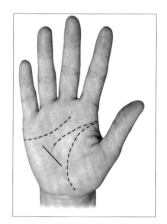

图5-3-50

（二十二）肺心病

过敏线（金星环）向掌内弩张穿过感情线，在方庭内又有"丰"字纹，提示肺心病信号（图5-3-52）。

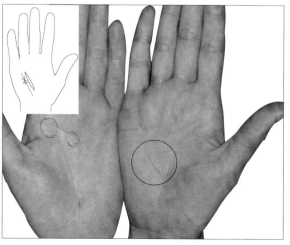 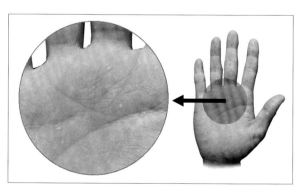

图5-3-51　　　　　　　　　　　　　　　　图5-3-52

（二十三）胃下垂

（1）感情线在无名指或中指下有下行弧走，使手掌碱区增大，提示胃下垂信号（图5-3-53）。

（2）玉柱线顶端如羽毛球拍样的长竖岛纹，提示患有胃下垂（图5-3-54）。

（3）中指甲体增大而厚，甲根皮带增宽且紧贴甲根面。若中指甲还有黑色纵线纹，甲根皮肤变皱，提示属重型胃下垂。

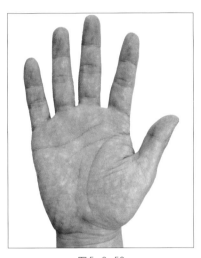

图5-3-53

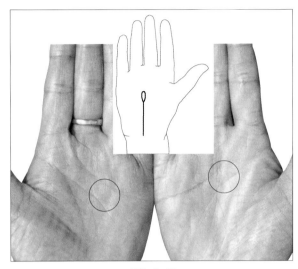

图5-3-54

（二十四）慢性胃炎

（1）本能线中央处有一条横干扰线，双手掌震位有较深的横凹沟，提示慢性胃炎、消化不良。（图5-3-55）。

（2）感情线上中指下有小方纹或小竖干扰线，提示胃溃疡、慢性胃炎信号（图5-3-56）。

（3）食指甲甲面有浅浅的横沟，或小指指甲有条状纵纹，提示慢性胃炎信号（图5-3-57）。

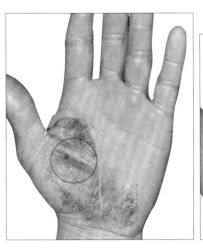

图5-3-55

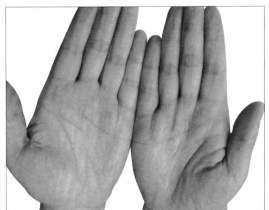

图5-3-56

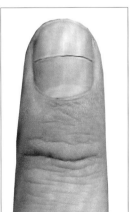

图5-3-57

（二十五）慢性萎缩性胃炎

双手震位大拇指近掌面处有一条横沟纹，双手均有非健康线，提示十二指肠溃疡或慢性萎缩性胃炎信号（图5-3-58）。

（二十六）胃及十二指肠溃疡

（1）感情线走流食指、中指指缝，提示长期消化功能差信号（图5-3-59）。

（2）脑线突然如书法折锋下行，提示此人易患胃病。

（3）用笔杆端按大拇指少商穴，感觉有压痛，提示胃病信号（图5-3-60）。

（4）本能线中央有几个小岛相连，震位有"井"字纹，提示胃溃疡或十二指肠溃疡信号。

（5）手掌面各关节处青色血管显露，提示肠胃功能障碍。

（6）中指指甲两侧呈方形，提示胃窦炎信号（图5-3-61）。

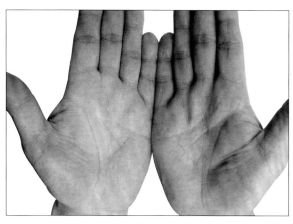

图5-3-58

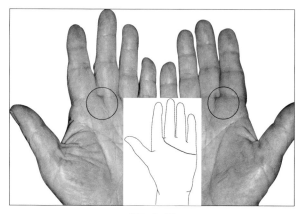

图5-3-59

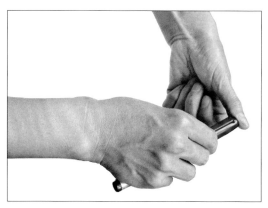

图5-3-60

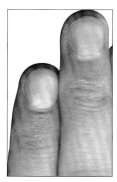

图5-3-61

（二十七）胃恶变病

（1）十指指甲月眉过大而月眉前端边沿呈锯齿状，提示胃有恶变先兆（图5-3-62）。

（2）手指全掌呈干巴黄色或青黑色，警惕胃癌。

（3）十指甲中央有高度弯曲隆起状，甲色泽干巴，提示胃及大肠恶变病先兆。

（二十八）肠寄生虫

本能线中央处有青色黑点，提示体内有寄生虫信号（图5-3-63）。

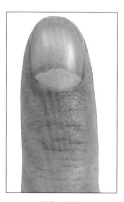

图5-3-62

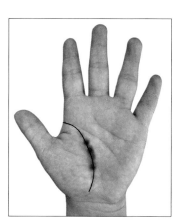

图5-3-63

（二十九）胆囊炎、胆结石

（1）无名指瘦弱、手背第二节处有黑斑兼有硬皮，提示胆结石信号。

（2）中年女性双手背有黑色素斑块或手背皮肤几乎变成褐色，多为胆囊切除患者（图5-3-64）。

（3）右手食指下掌面有方形纹、"十"字纹，提示胆囊炎、胆囊息肉信号（图5-3-65）。

（4）右手巽位有明显"米"字纹或方形纹，纹内又有"十"字纹、"井"字纹，均提示胆结石信号；若巽位皮厚兼凹状，提示胆囊切除之迹。

（5）中指指甲甲面有链状纵纹，提示胆结石（图5-3-66）。

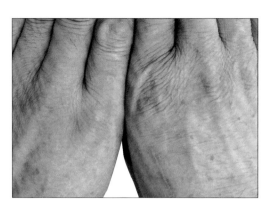

图5-3-64

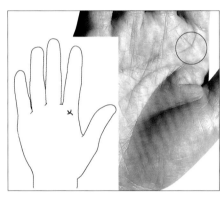

图5-3-65

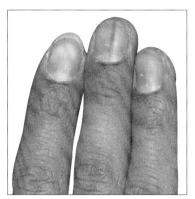

图5-3-66

（三十）慢性肝炎

（1）有浅浅的肝分线或肝分线上有小竖干扰线，提示慢性肝炎史（图5-3-67）。

（2）感情线起端有大分叉，提示幼年患肝炎或伤寒史（图5-3-68）。

（3）生命线有朱砂点，全掌面有红、白、紫三种色点提示肝功能障碍。

（4）有肝分线，食指甲面有明显的横沟，提示慢性肝炎史。

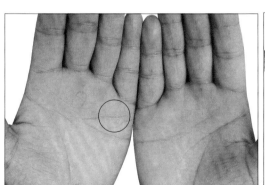

图5-3-67

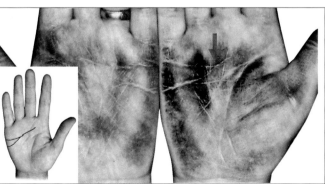

图5-3-68

（三十一）肝损伤

（1）有明显肝分线或肝分线上有岛纹，提示此人过量饮酒或患过肝病致肝功能弱（图5-3-69）。

（2）无论左右手有肝分线延长穿凿变主线一样粗窜入大拇指掌面内（图5-3-70），提示肝恶变病先兆。若肝分线延长线变异不压住三大主线，跃式走入大拇指掌面趋势，提示暴饮酒致肝功能障碍。

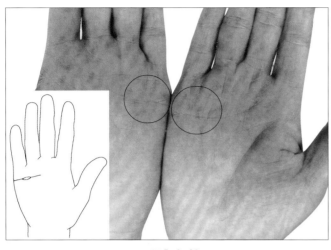

图5-3-69

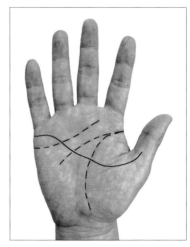

图5-3-70

（三十二）肝硬化（癌）

（1）本能线只走到全程的一半，提示有家族性肝硬化病史（图5-3-71）。若双手均有此纹，临床价值更大。

（2）非健康线同变异的肝分线合成一条如主线一样粗，提示肝脏恶变病先兆（图5-3-72）。

（3）右手食指下巽位发黑或有方形纹，提示肝癌先兆。中指与无名指缝下掌面皮肤变厚，呈褐色，提示肝脏恶病信号。

（4）手掌明堂位靠本能线处有硬结，提示肝病。发黑提示肝脏恶变病信号。

（5）大拇指两侧有血管浮露，提示肝硬化先兆。

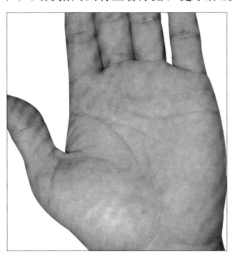

图5-3-71

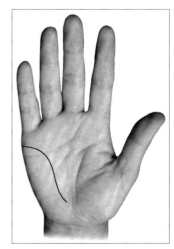

图5-3-72

（三十三）泌尿系结石

（1）本能线凝敛而较短，约占全线长2/3，提示易患肾及尿路结石（图5-3-73）。

（2）若较短的本能线末端有小岛纹或末端中断，提示肾囊肿信号。

（3）双手掌地丘处有小凹坑或有"米"字纹、小方形纹符号（图5-3-74），或小指下坤位有三角纹、米字纹，均提示患前列腺结石信号。

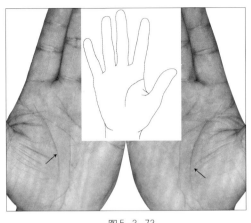

图 5-3-73

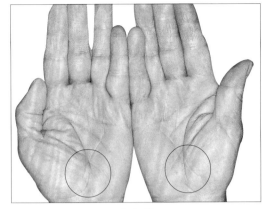

图 5-3-74

（三十四）肾疾

（1）本能线下端线上有小方形纹，提示有肾囊肿倾向（图 5-3-75）。

（2）感情线直贯全掌，提示尿频、肾炎之信号。

（三十五）急、慢性肠炎

（1）本能线靠大拇指内侧有细长岛样副线，提示患久泻。

（2）若双手金星丘处发青黑色为近几天腹泻。

（3）十指指甲前端甲缘下发红色，提示急性肠炎（图 5-3-76）。

（4）十指指甲甲面有紫色纵线纹，提示大肠恶病变信号，其甲面纵线色泽与疾病轻重有关。

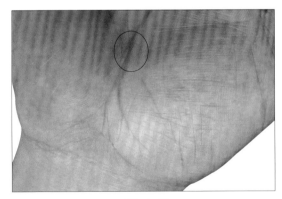

图 5-3-75

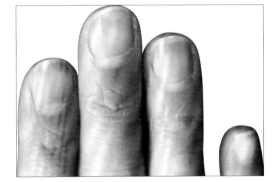

图 5-3-76

（三十六）胰腺炎

十指指甲前甲端下出现红色片状（图 5-3-77），未感冒时，大拇指白色月眉呈红色，均提示胰腺炎病信号。

（三十七）便秘

（1）本能线下端有细支线走流到地丘位，为便秘线，线长提示习惯性便秘（图 5-3-78）。

（2）大鱼际处有血管显露（图 5-3-79），提示大便干燥。

（3）脑线很浅或无脑线，或既短又浅，提示此人自幼患习惯性便秘。

（4）手掌主线明晰，几乎无干扰线，提示肾阳足自可耐寒。全掌干扰线多或掌纹细杂而多，提示此人怕冷，易感冒或习惯性便秘。

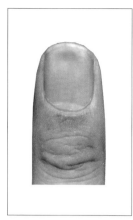

图 5-3-77

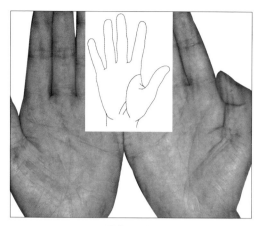

图 5-3-78

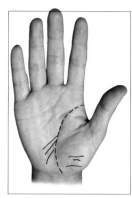

图 5-3-79

（三十八）阑尾炎

手掌背食指中指指缝交叉处皮肤发硬，或影响食指灵活活动，或食指有麻木感，均提示阑尾炎信号。

（三十九）痔疮

（1）玉柱线起端有竖形小岛纹，提示痔疮信号（图 5-3-80）。

（2）手掌地丘有几个小竖岛纹，提示久坐之人，患有痔疮、便秘信号（图 5-3-81）。

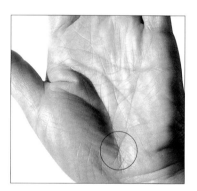

图 5-3-80

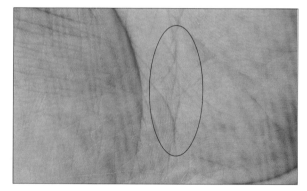

图 5-3-81

（四十）乏力症

（1）本能线下端有长细岛纹，提示乏力症信号（图 5-3-82）。

（2）间断状通贯掌之人提示体质差、乏力症信号。

（3）双手大拇指呈明显的细腰状，提示乏力症信号（图 5-3-83）。

（4）十指比常人手指柔软（向后背弯曲弧度大）；大拇指尤为明显，提示常常乏力。

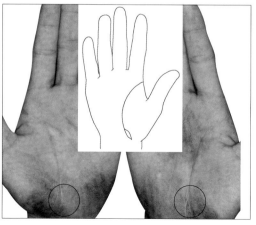

图 5-3-82

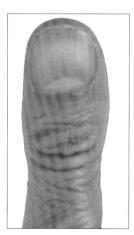

图 5-3-83

(四十一) 多形性日光疹皮炎

手掌有双条过敏线或一条标准的过敏线,提示过敏体质,易患接触性皮炎、多形性日光疹皮炎(图5-3-84)。

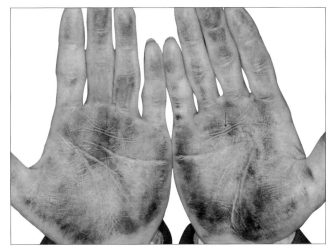

图 5-3-84

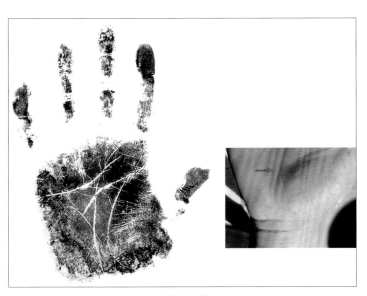

图 5-3-85

(四十二) 风湿性关节炎

(1) 双手掌及指甲光亮提示风湿性关节炎。

(2) 本能线末端分大叉纹(图5-3-85),肝分线延至中指下交感情线,提示关节炎、腿痛。

(3) 小指下感情线上掌面有几条明显竖线,提示下肢易疲劳。

(四十三) 阳痿、早泄

从本能线上靠拇指内侧生出弯曲的支线,支线两侧又生小支线,或支线上有小岛纹。手掌坤位呈塌陷凹坑;掌根外缘有凹坑,以上均提示阳痿信号(图5-3-86)。

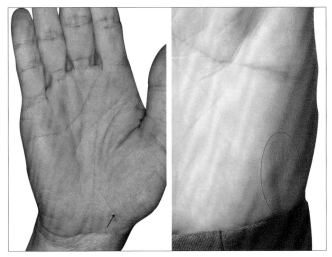

图 5-3-86

(四十四) 性功能障碍

(1) 性线前端出现"十"字纹，提示性生活有障碍。女性若身体瘦小，十指指腹"斗"纹有8个以上者，提示生殖发育有障碍，多为原发性卵巢功能障碍。

(2) 性线前端分叉，又被竖干扰线干扰，提示泌尿系反复感染史（图5-3-87）。

(3) 青年人双手有众多迷恋恣性的倒"丫"字形异性线纹，提示房事过度，预防尿道感染。

(4) 性线前端有岛纹或性线被干扰线干扰，提示性生活不和谐或对方有病或对方常常在外地分居（图5-3-88）。

(5) 男性性线呈链状，提示性功能强，女性提示性冷淡。性线被干扰线竖切，提示性生活障碍。

(6) 性线下弯交感情线，提示性功能障碍信号（图5-3-89）。

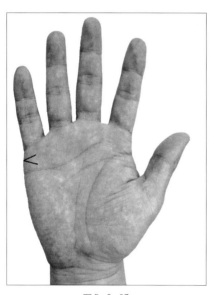
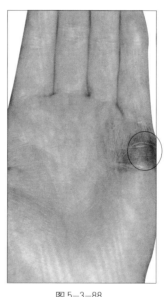
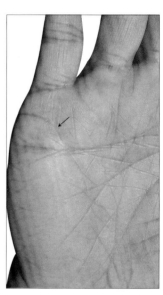

图5-3-87　　　　　　　　　　图5-3-88　　　　　　　　　　图5-3-89

(四十五) 腰痛

(1) 本能线末端有大岛纹，提示腰痛信号（图5-3-90）。

(2) 性线稍延长弯进掌心方向，提示腰痛信号（图5-3-91）。

(3) 双手本能线末端有斜干扰线，提示此人进入中年后易患腰痛。

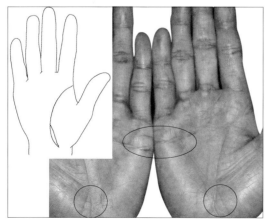
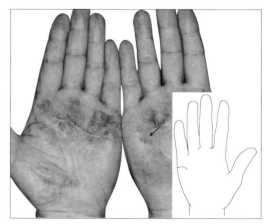

图5-3-90　　　　　　　　　　　　　图5-3-91

（四十六）膀胱炎

（1）本能线末端靠掌外有几条流苏线，且线上又有小支线，或地丘处发黄，有椭圆形红斑（图5－3－92），提示急性膀胱炎或妇科炎症正在发病，若地丘处发黑褐色，提示小腹内器官有恶变病信号。

（2）小指指甲面有链状条纹符号（图5－3－93），提示慢性膀胱炎。

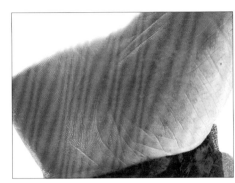
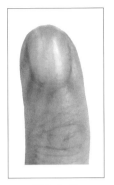

图5－3－92　　　　　　图5－3－93

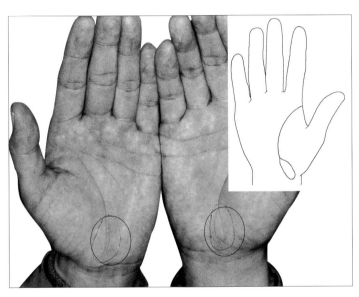

图5－3－94

（四十七）前列腺疾病

（1）男性本能线下端慢慢形成大岛纹，除提示腰痛信号外，还可能是前列腺疾病（图5－3－94）。

（2）性线延长到小指和无名指缝下，提示前列腺增生信号。

（3）性线末端有方形纹、岛纹，提示肾疾，慢性前列腺炎或前列腺增生信号。

（四十八）卵巢囊肿

（1）女性本能线末端（地丘处）或本能线支线上同时形成有几个长小岛纹，提示卵巢囊肿信号（图5－3－95）。

（2）若本能线末端岛纹在靠大拇指侧，提示病灶在身体对应左侧，岛纹在本能线外靠地丘侧，提示病灶在身体对应的右侧。

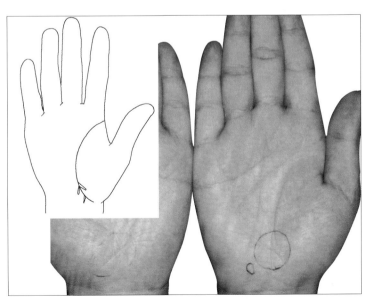

图5－3－95

（四十九）子宫肌瘤

（1）本能线末端有一两个小岛纹（图5-3-96），提示子宫肌瘤信号。

（2）本能线末端线上出现方形纹（图5-3-97），多提示子宫内膜增生信号。

（3）若女性双目外眦角发青色，提示子宫有疾。

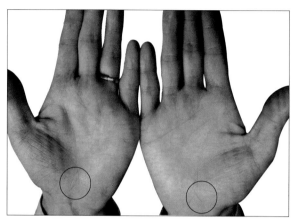

图5-3-96

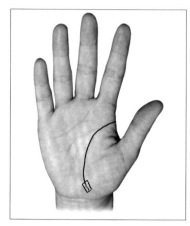

图5-3-97

（五十）盆腔炎

本能线末端两侧有支线，呈扫把状，并可见手腕静脉走入大鱼际处（图5-3-98），提示盆腔炎信号。

（五十一）妇科恶变病

（1）双手掌干燥发黄色，十指指甲变灰干巴无光泽，十指指腹肚用力压时弹性差或生命线末端地丘处呈花朵样岛纹（图5-3-99），或地丘岛纹处短时间出现黑斑点，提示宫颈癌、卵巢癌等妇科恶变病信号。

（2）若双手均有悉尼线，并且末端有岛纹出现，恶变病临床诊断价值为100%（图5-3-100）。

（3）女性双手掌生命线下端有大岛纹，提示妇科有恶变病信号（图5-3-101）。

（4）十指指甲甲根白色月眉处有黑色条状线向甲沿走向，提示妇科有恶变病先兆。

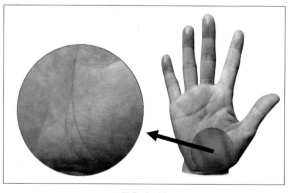

图5-3-98

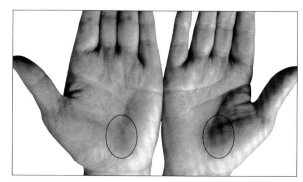

图5-3-99

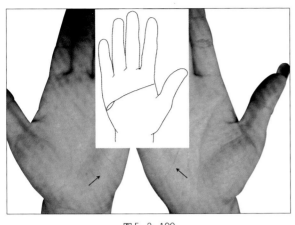

图 5-3-100

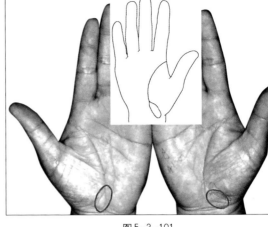

图 5-3-101

（五十二）不育不孕症

（1）本能线起点低，接近大拇指根部金星丘较小。无论男女，提示血压低，易患生育障碍症。

（2）感情线起端光滑，两侧无根须样生殖线（图5-3-102）；无论男女手掌只有一条孤单性线延长小指和无名指双指缝下，均提示男女不育（孕）症。

（3）十指指纹弓形纹多者，提示女性不孕症，易患乳房疾病。无名指和小指近掌面第三指节短者，中指近掌面指节有明显的"十"字纹，提示男女不育（孕）症，或生殖方面有障碍。

（4）大拇指外侧呈平直形状，小指较短，弯曲；无性线或性线浅浅几条看不清；玉柱线起位有明显干扰线斜穿，均提示不育不孕症。

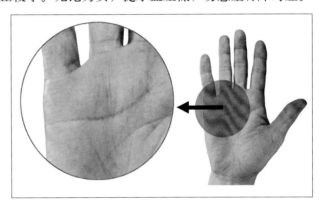

图 5-3-102

（5）本能线末端有一条明显的障碍线挡住，提示生殖功能差、女性排卵有障碍信号。

（6）女性本能线末端漂流到月丘处，末端变成笔锋样，提示易患不孕症；坤位塌陷状，提示男性生殖功能弱，女性易患宫寒不孕。

（7）手腕处链状横纹残缺或有星状纹，或手腕线处有静脉管浮现，均提示女性不孕症。

（五十三）腰椎间盘突出症

本能线末端两侧或线上出现小凹坑，提示腰痛或腰椎间盘突出症（图5-3-103）。

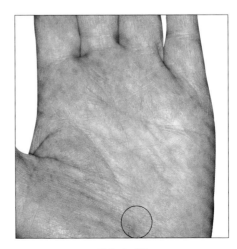

图 5-3-103

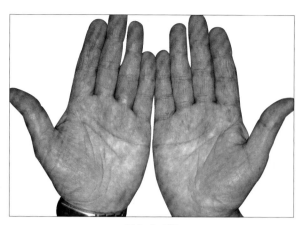

（五十四）脂肪肝

（1）全掌丰满而红，又筛满红白相间的斑点；巽位有小岛纹；脑线与本能线之夹角掌面处鼓起（图5-3-104），均提示脂肪肝信号。

（2）肥胖人手掌有一条笔直的放纵线，提示营养过剩之信号。

图5-3-104

（五十五）糖尿病

（1）本能线弩张，使酸区增大，掌面十指指腹发红如染（图5-3-105），均提示糖尿病信号。

（2）手掌有两三条放纵线。提示糖尿病信号（图5-3-106）。

（3）左手中指甲根位有白色圆点，提示应预防糖尿病。

（4）十指甲均呈凹勺状，提示糖尿病已久（图5-3-107）。

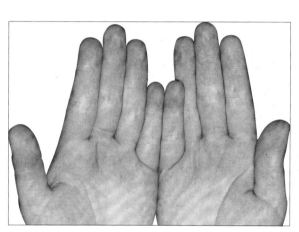

图5-3-105

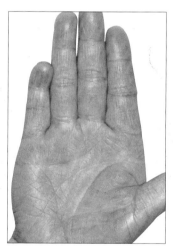

图5-3-106

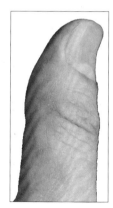

图5-3-107